牙外伤临床指南
Dental Trauma at a Glance

原　著：〔英〕奥斯·阿拉尼（Aws Alani）

　　　　〔英〕加雷思·卡尔弗特 (Gareth Calvert)

主　译：杨　凯　郑成燚

重庆出版集团 重庆出版社

图书在版编目（CIP）数据

牙外伤临床指南 / (英) 奥斯·阿拉尼, (英) 加雷思·卡尔弗特著; 杨凯, 郑成燚主译. —重庆: 重庆出版社, 2023.4
书名原文: Dental Trauma at a Glance
ISBN 978-7-229-17572-6

Ⅰ.①牙… Ⅱ.①奥… ②加… ③杨… ④郑… Ⅲ.①牙疾病—外伤—诊疗—指南 Ⅳ.①R782.1-62

中国国家版本馆 CIP 数据核字（2023）第 065019 号

牙外伤临床指南
YA WAISHANG LINCHUANG ZHINAN

〔英〕奥斯·阿拉尼　〔英〕加雷思·卡尔弗特　原著　　杨　凯　郑成燚　主译

责任编辑：陈　冲
责任校对：朱彦谚
装帧设计：鹤鸟设计

 重庆出版集团
　　重庆出版社　出版

重庆市南岸区南滨路162号1幢　邮政编码：400061　http://www.cqph.com
重庆升光电力印务有限公司印刷
重庆出版集团图书发行有限公司发行
全国新华书店经销

开本：889mm×1194mm　1/16　印张：8.75　字数：160千
2023年4月第1版　　2023年4月第1次印刷
ISBN 978-7-229-17572-6
定价：140.00元

如有印装质量问题，请向本集团图书发行有限公司调换　023-61520678

原著者—ORIGINAL AUTHOR

〔英〕奥斯·阿拉尼（Aws Alani）
牙科学士，理学硕士，英国皇家外科学院牙外科会员。

〔英〕加雷思·卡尔弗特 (Gareth Calvert)
牙科学士， 理学硕士， 英国皇家外科学院牙外科会员，
英国格拉斯哥牙科学校高级讲师。

译者－TRANSLATOR

主 译

杨 凯

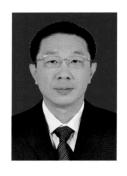

　　二级教授，主任医师，博士生导师，博士后合作导师，毕业于华西医科大学口腔医学专业（现四川大学华西口腔医学院），现任重庆医科大学附属第一医院口腔颌面外科主任。重庆市口腔医学学术技术带头人，重庆英才·创业创新领军人才，重庆市高校中青年骨干教师，重庆市口腔医疗质量控制中心口腔颌面外科与急救专家组组长，中国抗癌协会口腔颌面肿瘤整合医学专委会常委，中华口腔医学会口腔颌面—头颈肿瘤专委会委员，中华口腔医学会牙及牙槽外科专委会委员，国家自然科学基金和国家教育部学位论文评审专家，国家住院医师规范化培训结业考核题库建设专家。先后获省部级医学科技进步奖4项，获批国家自然科学基金项目3项及省市级医学研究课题10余项（项目负责人），作为牵头人或主要参加者制定口腔颌面外科专业相关中国专家共识9项，以第一作者或通讯作者发表论文170余篇（SCI收录50余篇）。主编或参编医学教材和专著8部，5项成果获中国专利授权，已招收培养硕士、博士及博士后60余名。

郑成燚

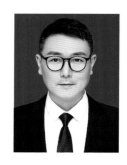

　　重钢总医院口腔科副主任医师。毕业于西南医科大学（原泸州医学院）口腔系。重庆市口腔医学会第一届、第二届口腔生物医学专业委员会委员，第二届牙体牙髓专业委员会委员；重庆市妇幼卫生学会口腔保健专业委员会委员，国内PMTC（专业化机械性牙齿清洁技术）引进和推广者。主编《专业化机械性牙齿清洁技术》，主译《儿童牙科：舒适的口腔之旅》《新PMTC——专业化口腔预防、保健与牙周辅助治疗技术》《儿童咬合发育管理——上腭形态、口腔机能与衰弱预防》《口腔卫生士临床手册》和《舌系带过短》《口腔正畸临床实用技术——口腔全科医师和口腔卫生士用书》，参编《龋病风险评估及管理实用技术》《口腔卫生士概述》《中国口腔种植体概览》。

译者(按姓氏笔画排序)

王 萍

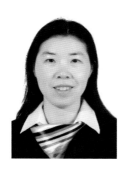

　　教授，主任医师，医学博士，硕士生导师。毕业于华西医科大学口腔医学专业（现四川大学华西口腔医学院），现任重庆医科大学附属第一医院住院医师规范化培训口腔全科基地教学主任，重庆市牙周黏膜病学专委会副主任委员，重庆市老年口腔医学专委会常委，重庆市牙体牙髓病学专委会委员；国家教育部学位与研究生教育发展中心评审专家，国家科技专家库成员，国家住院医师规范化培训结业考核题库建设专家。参编高等学校"5+3"医学整合课程教材1部，主持重庆市省部级及厅局级科研课题多项，以第一作者发表论文30余篇，其中SCI论著5篇。

任 杰

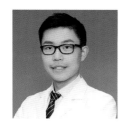

　　重庆医科大学附属第一医院口腔科主治医师，四川大学华西口腔医院口腔医学博士，重庆医科大学博士后，日本东北大学牙学院访问学者，ITI、FOR、IADR等国际学术组织会员，重庆市口腔医学会种植专业委员会委员，重庆市口腔医学会修复专业委员会委员。作为主要参与人参与4项国家自然科学基金项目及多项省部级科研项目，2021年获"成渝双城口腔医学发展论坛口腔种植与修复病例展评"一等奖，以第一作者发表SCI论文3篇、中文核心期刊论文1篇。参编、参译出版专著6本。

张齐梅

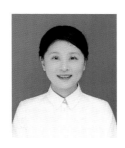

　　西南医科大学附属口腔医院牙周黏膜病科副主任医师，口腔医学硕士。毕业于西南医科大学口腔医学系。现为中华口腔医学会急诊专业委员会委员，四川省口腔医学会急诊专业委员会副主任委员，四川省口腔黏膜专业委员会委员，四川省牙周专业委员会委员，国家教育部本科毕业论文评审专家。主持并参与省部级、市级及院级课题7项，获四川省医学科技奖二等奖2项、泸州市科技局科研奖1项，参编专著1部。

唐 洪

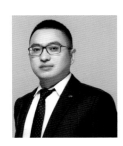

　　重庆医科大学附属第一医院口腔颌面外科主治医师，口腔医学硕士。毕业于重庆医科大学口腔医学专业。现为重庆市口腔颌面外科专委会委员，重庆市口腔生物医学专委会委员，中华口腔医学会牙及牙槽外科专业委员会会员。发表医学论文20多篇（其中SCI收录10余篇），参与国家自然科学基金和重庆市自然科学基金科研课题4项。主译口腔相关专著2本，参与制定中国专家共识1项，一项成果获国家实用新型专利授权，参加全国多中心临床试验1项。

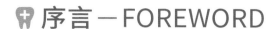

序言—FOREWORD

　　无论是在本科生教育还是研究生教育中，牙外伤都是口腔医学的核心话题之一。因此，出版一部通俗易懂的、通过归纳相关科学证据总结得出针对牙外伤最佳临床策略的专著尤为重要。《牙外伤临床指南》正是基于上述要求而成书，书中不仅对牙外伤的最新相关文献进行了及时补充，同时也为那些正在寻找相关信息的读者提供了绝佳的学习资源。

　　牙外伤通常由意外所致，它给口腔医师和其他相关医疗从业者带来了挑战。该书提供了处置相关牙外伤所需的几乎全部信息。书中章节的排列顺序以创伤的严重程度为依据，每个章节中的简明排版有助于直观引导读者了解如何处置各种形式的牙外伤。

　　两位作者花了很大的篇幅，用大量真实的临床实例和清晰的语言来详解每一幅插图。各章之间的统一格式有助于读者阅读，更便于读者在环环相扣的逻辑链中获得有效治疗牙外伤的正确方法。

　　此书中尤其需要着重注意的两个章节是"牙移位损伤的特点及复位原则"以及"随访和拆除夹板"。作者坚信，任何事情都存在正确的方法。当口腔医师因不熟悉急性牙外伤的处置操作而感受到巨大的压力时，遵循这些章节的建议将能确保最佳的临床效果。

　　该书的编写简单易懂，适用于所有具有临床背景的口腔医师，无论他是尚在校园的本科生还是牙科专家。正如爱因斯坦所说："如果你不能简单地解释它，说明你还没有足够地理解它。"

保罗·MH·杜默
（Paul MH Dummer）
名誉教授

♟ 前言—PREFACE

　　我们生活在一个充满事故、灾难、分歧和争吵的世界。加雷思和我都曾在英国多个繁华城市里生活和工作过。但不论在什么地方，我们都会接触到因各种原因所引起的牙外伤病例。而这些牙外伤最终会成为公共医疗卫生系统的负担。因此，这给了我们编写一部易于参考和理解的相关图书的动力，我们更希望我们治疗牙外伤的案例能被广泛共享。

　　没有任何两个牙外伤病例是完全相同的，也没有任何一个导致牙外伤的事故原因不引起人们的关注或争议。我第一次处理急性牙外伤的经历是在南威尔士，当时我还只是一名实习生。一个年轻的男孩让他的朋友拿着气枪，以"罗宾汉"式的方式把顶在自己头上的苹果射下来。不幸的是，苹果毫发无损，但男孩的中切牙被打折了。除了外伤本身引起的疼痛，每当想到这次濒死的经历以及目前牙齿的状况，男孩的脸上都会呈现出十分痛苦的神情。可以肯定地说，男孩的母亲也会有类似的心路历程。日常的诊疗经验让我们充分意识到牙外伤会给患者带来严重的精神创伤。对这类患者来说，创伤后应激障碍是一个必须着重考虑的因素。因此我们在护理过程中绝不能忽视患者的精神健康。事实上，快速有效地对牙外伤进行处置可能会减少未来出现的精神疾患以及更加严重的合并症。我们认为，若未能在创伤初期正确处理牙外伤，那么随之引发的相关并发症会更加复杂，也更难处理；若对创伤的处置不善，那么其后遗症则可能会持续很长时间。

　　我和加雷思已经认识了10多年，一起合作过许多项目，也一起游历过世界很多地方，从加纳到拉斯维加斯。我不得不说，这本书是我们两位希望为全世界牙外伤患者带来福音的口腔医师之间真正友谊的见证。

奥斯·阿拉尼（Aws Alani）

目录－CONTENTS

序言

前言

1　牙外伤的风险因素 / 01

2　牙外伤的预防 / 04

3　牙外伤基本诊疗设备 / 07

4　牙外伤的检查 / 10

5　牙釉质裂纹 / 14

6　牙釉质折断 / 17

7　牙釉质—牙本质折断 / 21

8　冠折露髓 / 25

9　简单冠根折 / 29

10　复杂冠根折 / 33

11　牙根折 / 37

12　牙槽突骨折 / 41

13　牙震荡 / 45

14　牙亚脱位 / 48

15　牙部分脱出 / 51

16　牙挫入 / 54

17　牙侧方移位 / 58

18　牙移位损伤的特点及复位原则 / 63

19　牙根发育完全后的牙全脱出 / 67

20　夹板固定原则 / 71

21　术后指导 / 74

22 随访和拆除夹板 / 76

23 根管治疗的适应证 / 80

24 牙髓钙化 / 84

25 牙变色 / 88

26 牙根未发育完全的牙外伤治疗 / 91

27 牙根外吸收—替代性吸收 / 95

28 牙根外吸收—牙颈部外吸收 / 99

29 牙根内吸收—炎症性吸收 / 103

30 牙缺失的修复选择 / 107

31 自体牙移植 / 111

32 正畸治疗的作用 / 115

附录A   恒牙折断性损伤和脱位性损伤的夹板固定时间和随访 / 119

附录B   乳牙牙外伤的诊疗策略 / 121

参考文献 / 123

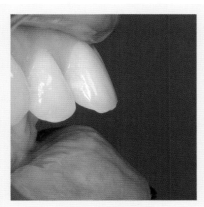

图1.1 超过6 mm的覆盖

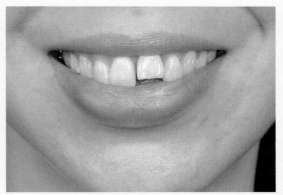

图1.2 下唇位于上前牙后方(唇闭合不全)

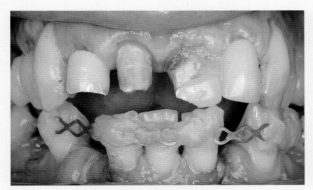

图1.3 遭受牙外伤后的牙列状况,可见口内多牙的折断和修复体的破损

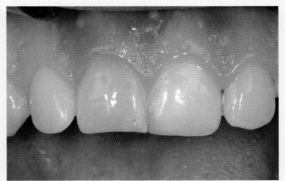

图1.4 对抗性体育运动(拳击)所致的牙外伤

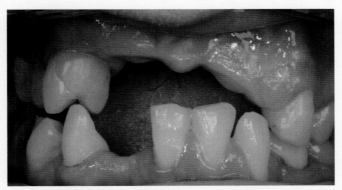

图1.5 一位患者在交通事故致牙外伤后两年的口内状况,可见严重的软硬组织破坏

引言

对于任何获得性缺陷或创伤来说，最重要的干预手段就是通过识别并控制相关风险因素，从而进行最大限度的防范。通过提高公众意识，我们可以在很大程度上避免外伤的发生，而由此给患者造成的生活负担也会大大减轻甚至被完全消除。即便没能达到上述理想情况，良好的预防至少也能够降低损伤的严重程度，使其更容易被处置和解决。牙全脱出或牙挫入等牙外伤的治疗，对口腔医师来说可能是复杂且富有挑战的，相比而言，其他类型的牙移位损伤更容易处理，患牙未来的生理或生物学变化也更容易预期。本章将要讨论牙外伤的常见风险因素（Glendor，2009）。

口腔风险因素

· 超过6 mm 的覆盖（图1.1）。

· 唇闭合不全（图1.2）。

· 上前牙突出。

· 余留牙状况不良：例如接受过修复治疗的牙齿或患有牙周病的牙齿与那些健康的牙齿相比，在遭受相同的创伤情况下会发生更加严重的后果（如图1.3）。

意外事件导致的牙外伤

· 意外事件导致了大量的牙外伤发生。

· 由于身体状况不佳而容易发生跌倒的患者面临更大的牙外伤风险，尤其要注意癫痫患者，因为癫痫发作可能会在患者一生中多次发生。

· 涉及有物体弹射的运动，如曲棍球、板球或足球，容易导致牙外伤的发生。冰球被认为是所有运动中发生牙外伤风险最高的运动。

· 拳击和武术等伴有身体接触的运动也容易导致牙外伤。

· 一些没有身体接触的运动，例如体操、骑马和田径也存在牙外伤风险。

社会经济因素

· 研究证据表明，越是贫穷的地方牙外伤风险就越高。

· 人口密度越高的地方牙外伤风险也越高。

社会行为因素

· 当患者面临人身安全风险时，其牙外伤风险也会增加（如图1.4）。

- 当患者面临更加复杂的人际关系时，例如被霸凌，其牙外伤风险也会增加。
- 患有多动症的患者，例如注意力缺陷多动障碍（ADHD），其牙外伤风险也会更高。
- 不当的用牙习惯，例如用牙齿开饮料瓶，也会增加牙外伤风险。

学习障碍或身体缺陷

- 癫痫，脑瘫，学习障碍或听力、视力受损都会增加牙外伤风险。

故意伤害导致的牙外伤

- 受到他人暴力袭击，如来自伴侣的施暴或虐待，也会增加牙外伤风险。
- 口腔医师必须警惕患者身体被虐待的迹象，若发现可疑现象，应考虑向警方寻求帮助。

医源性损伤

- 全身麻醉中最常见的并发症之一就是插管过程中导致的牙外伤。

交通事故

- 交通事故可能会导致十分严重的牙外伤（如图1.5）。并且，往往由于需要首先处理其他可能危及生命的创伤，牙外伤的治疗可能会被推迟。

本章要点

- 风险管理是预防牙外伤的关键。
- 以前经历过牙外伤的患者更有可能再次遭受牙外伤。
- 患者所处的社会环境与牙外伤风险存在显著的相关性。
- 当患者存在身体运动障碍或有明显的跌倒倾向时，其牙外伤风险会增加。
- 应对所有患者进行风险评估，以明确哪些患者可以从预防措施中受益。

（任杰，杨凯　译）

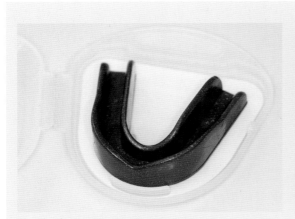

图2.1 一副市售的半成品运动防护牙托

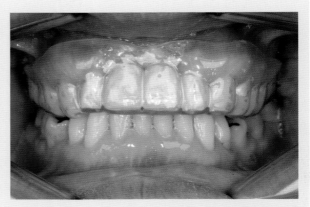

图2.2 适度伸展的上颌运动防护牙托,覆盖所有牙齿和前庭沟上方的软组织

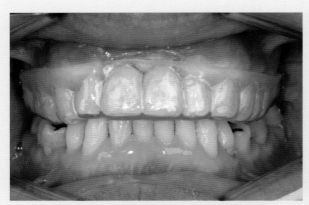

图2.3 伸展不足的上颌运动防护牙托未将前庭沟上方的软组织完全覆盖,导致该区域未受到充分保护

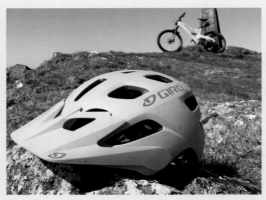

图2.4 骑行时佩戴头盔可以有效减轻外伤的严重程度

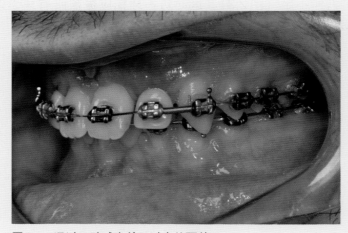

图2.5 通过正畸减少前牙过大的覆盖

引言

大多数牙外伤的发生都来源于日常生活中的意外事件。因此，要想完全避免牙外伤的发生几乎是不可能的。通过指导大众了解如何避免、减少牙外伤的发生以及应用正确的应急处理方法可以在一定程度上减轻外伤的严重程度，同时也使得口腔医师的后续治疗更加容易。

为了避免或减少外伤对牙及牙周组织的伤害，我们可以积极采取以下措施。

佩戴运动防护牙托

建议所有运动员都佩戴运动防护牙托，以尽量降低牙外伤的发生率（Fernandes et al. 2019）。运动防护牙托所能起到的保护效果因所受冲击力的方向和剧烈程度不同而有所不同。

目前，运动防护牙托可以分为三种：

- 市售成品（通用型）。
- 市售半成品（需要先放置于沸水中软化，然后在口内咬合并冷却成型）（图2.1）。
- 定制式（由口腔医师完成制作）（图2.2）。

虽然定制式的运动防护牙托价格更高，但它能提供最佳的舒适度和最好的保护性能（Johnston and Messer，1996）。此外，若与发生牙外伤后需要的治疗费用和修复费用相比，那么运动防护牙托的成本几乎可以忽略不计了。

理想运动防护牙托的特点：

- 可以减轻和转移正面或轴向冲击力。
- 可以有效保护口腔软硬组织（图2.2）。
- 在咬合状态下可以对下颌骨进行支持，从而预防牙冠根折甚至是下颌骨骨折。

运动防护牙托设计的常见缺陷：

- 在牙龈和黏膜上的延伸不足（图2.3）。运动防护牙托应覆盖所有牙齿以及足量的软组织，从而增加其保护性能、固位力和强度。
- 后方延伸不足。运动防护牙托应至少延伸至双侧第一磨牙以获得足够的固位力，并帮助维持咬合稳定。
- 腭部延伸不足。运动防护牙托应在硬腭的前牙区进行充分延伸，以增加其强度和固位力。
- 厚度不合适。如果牙托过厚，就会导致明显的不适感，甚至影响呼吸。如果牙托过薄，其保护作用就会大打折扣。

佩戴头盔

对于进行摩托车、自行车运动和骑乘摩托车通勤的人群，佩戴头盔（图2.4）或保护面罩可减少50%颌面部创伤的发生（Kelly et al. 1991；Benson et al. 1999）。

不幸的是，由于很少有人佩戴头盔，骑乘人发生牙外伤的情况仍十分普遍。

使用安全带

驾驶机动车时使用安全带已经成为法律规定。已有充分证据证明，正确使用安全带可显著降低驾驶者的面部受伤概率（Reath et al. 1989）。

减小覆盖

超过6 mm的前牙覆盖更容易导致牙外伤的发生。因此，可以考虑对这些患者进行正畸治疗，以减小前牙覆盖（图2.5）。

牙外伤史

曾经遭受过牙外伤的患者再次发生牙外伤的可能性几乎是其他人群的3倍。因此，对于这一人群，应当尤其重视上述预防措施。

本章要点

- 应当加强这些相对简单的牙外伤预防措施的实施，因为它们可以有效减轻由牙外伤所带来的长期医疗负担。

（任杰，杨凯　译）

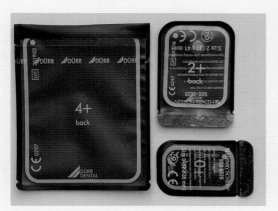

图3.1 不同尺寸的牙外伤口腔X线影像胶片

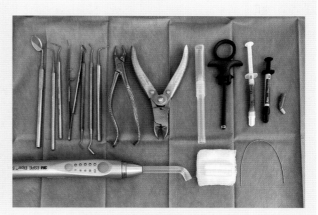

图3.2 外伤牙复位和夹板固定所需要的基本工具

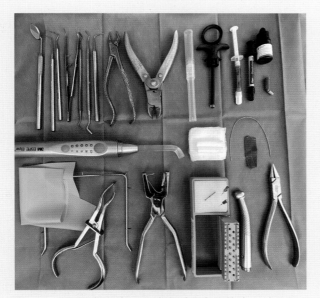

图3.3 用于夹板固定和口腔内科治疗的其他牙科工具

(a)

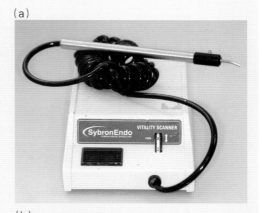

(b)

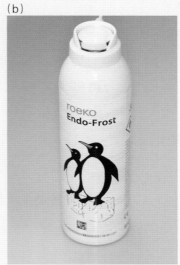

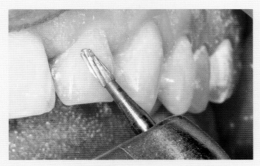

图3.5 在拆除夹板过程中,用于清理牙面残余复合树脂的碳化钨磨头

图3.4 牙髓活力测试工具:(a)牙髓电活力测试仪;(b)冷诊测试剂

引言

为了在急性牙外伤发生时提供合适的治疗支持，口腔医师需要准备随时可用的合适的医疗设备。如果没有合适的医疗设备，口腔医师往往无法在伤后"即刻"，这一关键治疗时机中实现理想的治疗目标（Chauhan et al. 2016）。

团队协作

团队协作对于急性牙外伤的治疗至关重要：

- 家庭成员/挚友可以为患者提供宝贵的精神支持。此外，他们还是相关信息的重要来源，可以帮助患者回忆事故经过并确保患者遵从术后医嘱。
- 接待人员可以帮助患者记录个人信息和病史。
- 牙科护士同样可以为处于焦虑中的患者提供心理慰藉，但最重要的是，他们灵活的双手可以轻柔地对口腔伤口进行处理，因为在口唇撕裂或肿胀的情况下，处理创口更是充满了独特的挑战。

诊断设备

- 患者在外伤前的牙齿照片（例如"自拍"或高分辨率人像照片）。这些牙齿照片可以为口腔医师提供牙齿原始位置的宝贵信息，从而有助于牙的复位（Djemal and Singh，2016）。
- 术前照片。这将为患者后续的治疗方案设计和检查提供大量有用信息。使用微距镜头和环形闪光灯拍摄的数码照片是最佳选择。获取术前照片的另一个重要原因是患者未来可能会进行有关故意伤害的诉讼。
- 术前口腔X线影像。X线根尖片和咬合片分别需要使用"0"号和"2"号胶片（在某些情况下，"4"号胶片也可以，图3.1）。更复杂的损伤和并发症只能通过锥形束计算机断层扫描（CBCT）进行可视化检测。

牙复位所需的设备

- 几乎所有牙外伤患者都需要进行局部麻醉。
- 图3.2展示了复位牙齿所需的基本工具。
- 大多数牙脱位可以通过使用手指用力按压进行复位。如果牙齿很滑，可以使用纱布辅助抓牢牙齿。
- 如果出现牙挫入或严重牙移位，口腔医师可以考虑使用钳子进行复位。

牙固定所需的设备

· 进行患牙固定时，可以使用棉卷或开口器等装置保持术区干燥。

· 最传统的牙固定方法是在牙唇面上粘接弹性复合金属丝进行夹板固定。

· 常用的金属丝为直径约0.4 mm的正畸用不锈钢丝或带状钛丝。

· 钢丝切割器用于切割所需的长度。

· 标准的光固化装置（见图3.2）。

牙修复所需的设备

· 如果发生牙釉质折断或牙釉质—牙本质折断，建议使用复合树脂分层充填，以恢复牙冠外形。

· 在外伤导致多牙折断和牙移位性损伤的情况下，术区的隔离和隔湿将变得十分困难。在这种情况下，可以在永久修复之前使用玻璃离子水门汀进行牙齿固定。

治疗牙髓暴露所需的设备

· 对于发生牙髓暴露的病例，口腔医师需要决定选择活髓切断术还是盖髓术。不论进行何种操作，都需要对术区进行良好的隔湿，最好是使用橡皮障（见图3.3）。

· 隔湿完成后，需要使用快速涡轮机和碳化钨车针去除所有炎性组织。

· 可供选择的盖髓材料包括氢氧化钙、矿物三氧化物凝聚体以及最近用于临床的生物陶瓷水泥。

· 在进行最终复合树脂修复前，还需要增加一层玻璃离子水门汀中间层以覆盖盖髓材料。

牙髓治疗所需的设备

· 对于必须接受根管治疗的病例，口腔医师应该准备一套基础器械来完成牙齿的消毒和充填（图3.3）。

· 必要的器械包括橡皮障、次氯酸盐冲洗液以及以氢氧化钙为代表的各类根管充填材料。

检查和拆除夹板所需的设备

· 冷诊测试剂，如Endo - FrostTM（Coltene公司）牙髓活力测试剂（主要成分是四氟乙烷，图3.4），不建议使用主要成分为氯乙烷的测试剂进行冷诊测试。

· 牙髓电活力测试仪（图3.4）。

· 夹板固定结束后，在拆除夹板的过程中不应损害任何正常牙体组织。

· 清理牙面残余的复合树脂时，最好的方法是使用慢速涡轮机和碳化钨磨头进行磨除（图3.5）。

（任杰，杨凯 译）

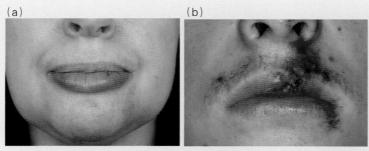

图4.1 口外检查可见下唇两侧明显的肿胀和瘀伤(a)及上唇撕裂伤和擦伤(b)

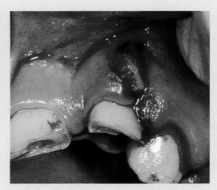

图4.3 侧切牙挫入后,在触诊患牙根尖区位置时可以感受到由颊侧骨板断裂所导致的台阶。由于该病例颊侧软组织裂开,因此也可以通过颊侧直接进行观察;当病例颊侧组织完整时,直接观察往往较为困难

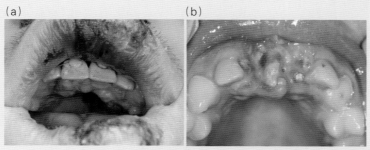

图4.2 (a)上唇和上腭的软组织创伤;(b)软组织撕脱后造成上颌中线位置处的牙槽骨外露

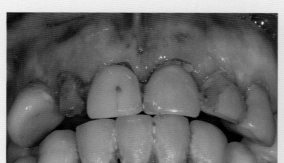

图4.4 上颌中切牙的腭侧移位导致其余牙齿的开𬌗

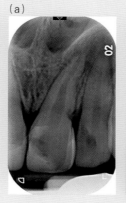
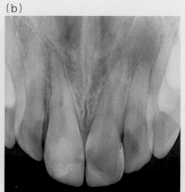
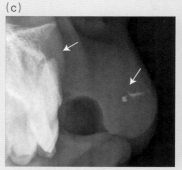
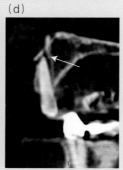

图4.5 (a)左上中切牙X线根尖片显示:牙釉质—牙本质折断修复后,牙颈部出现吸收且根尖周出现透射影;(b)同一患者的上前牙X线咬合片可见邻牙明显外伤史,同时也暴露出侧切牙根尖区透射影的完整范围;(c)侧面的软组织X线片显示:上唇内存在异物,中切牙的根尖向唇侧脱位至牙槽窝外;(d)CBCT的矢状面截图显示:上颌中切牙根尖明显唇侧移位,伴有的牙槽窝唇侧骨板骨折,是典型的移位性损伤

引言

牙外伤的发生具有偶然性，而大多数口腔医师并不经常接诊牙外伤患者。因此，大多数口腔医师对牙外伤的诊断和处置可能并不熟悉。

正确理解本章内容可避免误诊，并有助于减少牙外伤长期并发症的发生。

需要询问患者的问题

是否发生过意识丧失？

如果患者不能回忆起受伤时的情况，那么就有可能出现了意识丧失，应仔细询问患者是否出现头痛、恶心和呕吐等情况。如果确有上述情况，应该考虑对患者进行头颅损伤相关检查。

牙外伤发生的时间？

对于牙移位和牙脱出的治疗，外伤时间（从发生外伤到获得医治的这段时期）是影响最终治疗效果的一个关键因素。

牙外伤发生的地点？

牙外伤发生的地点不同，伤口的污染风险也不一样。

牙外伤发生的原因？

不同原因导致的牙外伤，其损伤范围和严重程度往往不同。如果损伤程度与外伤原因之间明显不符，口腔医师应怀疑其中掺杂有人为因素，并做好转诊准备。

进行了哪些应急处理？

牙齿是否已经完成了复位或再植，或者患者已在急诊科室完成了其他应急处理。

是否伴有局部皮肤疼痛或感觉改变？

如果有局部皮肤疼痛或感觉改变往往意味着受伤部位并发了神经感觉障碍。

咬合关系是否发生了变化？

如果咬合关系发生了变化，则表明出现了牙移位，甚至是颌骨或颞下颌关节骨折。

是否有过牙外伤史？

有过牙外伤史的患者再次发生牙外伤的风险更高。患者的牙外伤史往往可以解释一些临床或影像学上的表现。

病史

尤其要关注患者的疫苗接种史、药物过敏史、血液疾病史以及当前正在服用的药物。

临床检查

为了进行彻底的检查，通常需要在检查前用清水和纱布清洁患者的面部和口腔。

- 口外检查应该注意观察肿胀、瘀伤、擦伤和撕裂伤情况（图4.1）。
- 使用手指对面部的骨轮廓和骨边缘进行触诊。当发现颧骨变平或触诊时患者明显感觉不适，则表明可能发生了骨折。
- 对软组织进行触诊，以判断其中是否存在异物（例如牙折片）。
- 检查患者张口度并明确张闭口过程中是否存在疼痛。
- 口内检查应注意软组织损伤，包括撕裂伤和挫伤（图4.2）。后者往往提示有牙槽突骨折。
- 口内检查还应注意牙体硬组织的损伤，例如牙缺失、牙折、牙移位以及一些复合型损伤。牙齿的当前位置应当与患者外伤前照片里的牙齿位置进行对比。

临床测试

- 触诊——骨轮廓上的台阶提示发生了骨折（图4.3）。
- 活动度检测——当牙齿或部分牙体组织的水平向动度增加时，提示发生了牙脱位或牙槽骨骨折。
- 叩诊——若叩诊不适则提示牙周膜受损。此外，牙齿叩诊时的音调异常表明牙齿可能受到挤压伤，如牙挫入或随后出现的替代性牙根外吸收。
- 咬诊——观察患者能否正常且舒适地进行咬合（图4.4）。

牙髓活力测试

如果患者条件允许，则可进行牙髓温度测试和电活力测试。然而，外伤后牙齿的牙髓活力测试在出现反应前可能有超过三个月的时间都表现为无反应（Bastos et al. 2014）。因此，更需要注意检查结果的变化。

口腔X线影像检查

口腔X线影像检查应该着重关注临床检查中有阳性症状的区域。

对外伤牙和相邻牙齿进行多角度的口腔X线影像检查至关重要（Bourguignon et al. 2020）。

在口腔 X 线影像上需要重点关注的是：

- 牙根尖区牙周膜（PDL）增宽——这是牙根尖移位的标志，注意和根尖周病变相区分。
- 牙周膜宽度消失意味着牙挫入。

- 牙周膜连续性中断或方向改变意味着牙根折断。
- 光滑连续的牙槽窝和牙根外形表明没有损伤发生。

X线根尖片提供了包括牙移位性损伤、牙根颈 1/3 以及牙冠折断的信息（图 4.5）。

X线咬合片提供了包括根尖 1/3 和根中 1/3 折断、牙槽嵴骨折以及牙移位性损伤的信息（图 4.5）。

全景片提供了牙槽骨骨折、面部骨折以及颞下颌关节的信息。

软组织口腔X线影像检查的曝光时间为正常曝光时间的一半，一般用于检查软组织撕裂伤中是否存在残留的牙折片（图 4.5）。

CBCT 可以提供一个完整的口内外损伤的三维视图（图 4.5）。

照片

如果患者有创伤前的牙齿照片，则十分有助于口腔医师参考。

口内和口外照片对于法医学鉴定、预后的监测、医患沟通以及治疗计划的制定都非常重要。

需要转诊至口腔颌面外科病房的症状和体征

- 局部麻木或面部感觉异常。
- 面部肌肉运动异常。
- 面部不对称或面部骨轮廓出现明显台阶。
- 伤口较深或出血无法控制。
- 张口明显受限。

（任杰，杨凯　译）

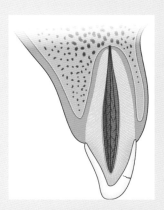

图5.1　牙釉质裂纹示意图

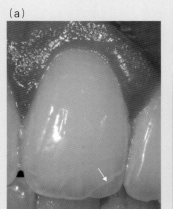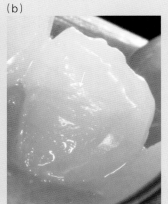

图5.2　牙釉质裂纹的临床图片：(a)唇侧观；(b)腭侧观

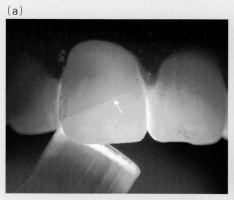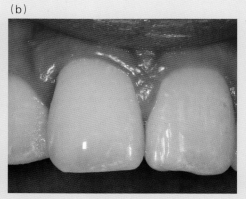

图5.3　(a)在光源下检查右上中切牙的牙釉质裂纹；(b)无光源照射下的牙齿状态

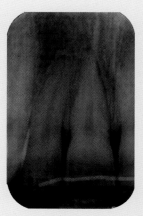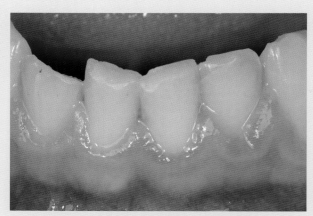

图5.4　出现牙釉质裂纹后的X线根尖片

图5.5　左下侧切牙的明显折裂纹以及相邻切牙的牙釉质折断

定义

牙釉质裂纹（或称牙釉质损伤）指釉质中出现了与釉柱相平行的不完全的折裂纹，并止于釉牙本质界（图5.1），通常没有牙齿结构的丧失。

病因

牙釉质裂纹是由牙齿受到直接撞击所致，最常见于上颌切牙的唇侧，有时也可以见于腭侧。

临床检查

· 在直射光下观察牙冠有助于显示牙釉质裂纹。根据不同的牙外伤情况，可以看到裂纹在不同方向上的延伸（图5.2）。
· 另一种方法是使用检查灯分别从垂直于牙体长轴和平行于牙体长轴的方向对牙齿进行照射检查（图5.3）。
· 触诊牙槽突无任何台阶感或压痛。
· 患牙动度未超出正常的生理动度。
· 叩诊无明显疼痛。
· 咬合无异常改变。
· 无任何牙周损伤的表现，否则应考虑为牙震荡或牙亚脱位损伤。

牙髓活力测试

冷测试和电活力测试通常均有反应。

口腔X线影像检查

X线牙根尖片未见牙体硬组织的异常（图5.4）。

注意事项

牙釉质裂纹本身属于十分轻微的牙外伤，因此不必过于担心（图5.5）。

然而，牙釉质裂纹可能合并其他类型的损伤，这些损伤可能隐藏在龈下，不仔细检查就可能会遗漏。

治疗方案

a.不需要进行夹板固定。

b.如果折裂线十分明显，建议酸蚀后使用不含填料的树脂进行充填。这可以防止外源性染色以及细菌通过折裂线侵入牙齿内部。

c.按照21章的建议提供术后医嘱。

随访

无需常规随访。

如果还存在其他相关损伤，则根据损伤情况确定随访时间。

预后

牙髓坏死的概率非常低，低于3.5%。如果牙髓发生了坏死，往往提示患牙可能存在未被发现的牙震荡或牙移位性损伤（Andreasen et al. 1985）。

通常牙周组织不受影响。

本章要点

· 牙釉质裂纹为牙釉质上的折裂纹。

· 牙釉质裂纹提示牙齿受到了直接撞击。

· 检查时，尤其要注意患牙是否合并牙周支持组织的损伤。

（任杰，杨凯 译）

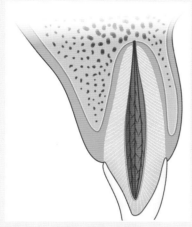

图6.1 牙釉质折断示意图

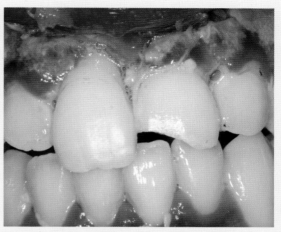

图6.2 左上中切牙牙釉质折断后的临床照片,同时可以看到软组织损伤和其他伴随创伤

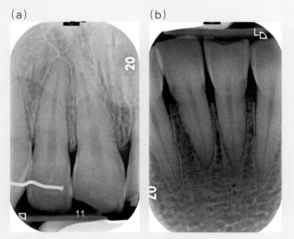

图6.3 X线根尖片显示左上颌中切牙(a)和左下颌中切牙(b)发生釉质折断,但没有任何其他硬组织损伤

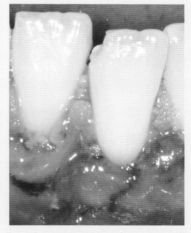

图6.4 左下中切牙釉质折断合并软组织损伤,预示着该牙发生了移位性损伤

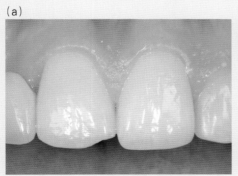

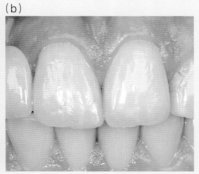

图6.5 (a)右上中切牙釉质折断的临床照片;(b)使用复合树脂完成了修复

定义

牙釉质折断指局限于牙釉质中的牙体组织缺失，没有牙本质的暴露，也被认为是简单冠折（图6.1）。

病因

牙釉质折断往往是由剧烈的外力冲击所致，最终造成了牙釉质的部分缺失（Andreasen，1970）。常见的原因包括跌倒、对抗性运动以及交通事故（Gutz，1971）。对于恒牙来说，冠折是最常见的牙外伤，大约占所有牙外伤的76%，且通常发生在上颌中切牙（Rauschenberger and Hovland，1995）。

临床检查

- 视诊可见牙釉质缺失，无牙本质暴露（图6.2）。
- 触诊牙槽突无任何台阶感或压痛。
- 患牙动度未超出正常的生理范围。
- 叩诊无明显疼痛。
- 咬合无任何改变。
- 无任何牙周损伤的表现，否则应考虑有牙震荡或牙亚脱位损伤。

牙髓活力测试

牙髓活力测试有反应。

最初的牙髓活力测试可能无反应，这可能是存在短暂牙髓损伤的缘故。随访期间应重复进行牙髓活力测试，只有在记录到持续的无反应结果，并且进行完整的临床检查后才能诊断为牙髓坏死。

口腔X线影像检查

推荐使用X线根尖片和咬合片来排除牙根折和牙脱位。

除了明显的牙釉质缺失，无其他牙体硬组织异常（图6.3）。

如果存在软组织撕裂，应当考虑拍摄软组织X线片。

注意事项

如果临床检查和影像学检查结果不一致，应当考虑牙周组织也受到了损伤。这一点尤其重要，因为牙脱位对牙釉质折断的预后有不良影响（图6.4；Andreasen et al. 1985，1995；Laurdsen et al. 2012）。

治疗方案

1. 如果牙釉质折断不明显,可以通过选择性釉质成形术进行断面抛光。

2. 如果牙折片还能使用,可以将其粘回原位：

a. 不要对牙折片进行打磨，这将降低其在复位时的准确性。

b. 酸蚀并在牙折片的各个面上涂布粘接剂。

c. 不要进行光固化。

d. 堆塑复合树脂并对折片进行复位。

e. 按照产品说明书对复合树脂进行固化，并对过多的复合树脂进行调磨抛光。

f. 如果折线位置十分明显，可以在折线的两侧进行打磨，并使用更多的复合树脂进行充填。

g. 按照21章的建议提供术后医嘱。

3. 如果牙折片无法使用：

a. 建议立即使用复合树脂进行修复。此时修复的牙齿通常需要预备1～2 mm宽的浅凹形边缘（图6.5）。

b. 按照21章的建议提供术后医嘱。

如果有其他伴随外伤需要优先处理，牙齿修复可以稍推迟进行。

随访

建议在伤后6～8周和1年时进行牙髓活力测试和口腔X线影像检查。如果伴有牙移位或根折等相关损伤，应当以这些损伤的随访时间点作为优先考虑。

预后

牙髓坏死的发生率在0.2%～1%之间（Ravn，1981）。

根管闭塞和牙根吸收的发生十分罕见（Stalhane and Hedegard，1975）。

如果牙釉质折断并伴有牙脱位，则会导致牙髓和牙周的相关并发症风险明显增加（Laurdsen et al. 2012）。

本章要点

- 牙釉质折断不应涉及牙本质的损伤。
- 牙釉质折断可以即刻修复。
- 不需要进行夹板固定。
- 建议在伤后6~8周和1年时进行随访。

（任杰，杨凯 译）

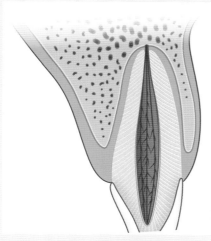

图7.1　牙釉质—牙本质折断示意图

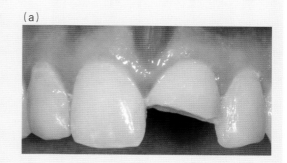

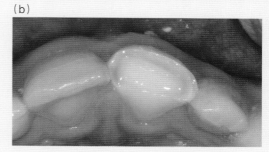

图7.2　(a)牙釉质—牙本质折断的临床照片；
(b)咬合面观察未见牙髓暴露

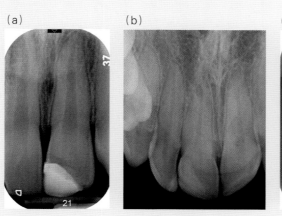

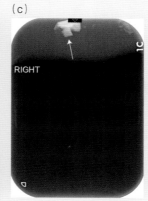

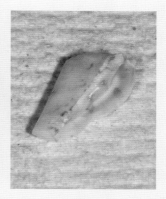

图7.3　X线根尖片(a)和X线咬合片(b)显示牙釉质—牙本质折断后,使用玻璃离子进行暂时修复；(c)软组织X线片显示:下唇中残留牙折片

图7.4　从患者下唇中取出的牙釉质—牙本质折片

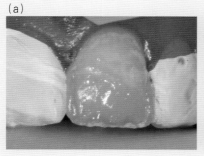

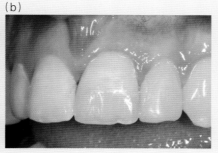

图7.5　(a)对于折断的左上颌中切牙,使用分层堆塑技术进行直接树脂修复；(b)复合树脂修复完成后

21

定义

牙釉质—牙本质折断是指局限于牙釉质和牙本质内的牙体组织缺失（图7.1），没有牙髓暴露，因此也被认为是简单冠折。

病因

牙釉质—牙本质折断常由剧烈的外力冲击所致，最终造成牙齿硬组织的部分缺失（Andreasen，1970）。常见原因包括跌倒、对抗性运动以及交通事故（Gutz，1971）。对于恒牙来说，冠折是最常见的牙外伤，大约占所有牙外伤的76%，而且通常发生在上颌中切牙（Rauschenberger and Hovland，1995）。

临床检查

- 视诊可见牙釉质和牙本质缺失，无牙髓暴露（图7.2）。
- 触诊牙槽突无任何台阶感或压痛。
- 患牙动度未超出正常的生理范围。
- 叩诊无明显疼痛。
- 咬合无任何改变。
- 无任何牙周损伤的表现，否则应考虑有牙震荡或牙亚脱位损伤。

牙髓活力测试

由于牙本质暴露，患牙可能对冷热刺激敏感。

牙髓活力测试有反应。

最初的牙髓活力测试可能无反应，这可能是存在短暂牙髓损伤的缘故。随访期间应重复进行牙髓活力测试，只有在记录到持续性的无反应结果，并且进行完整的临床检查后才能诊断为牙髓坏死。

口腔X线影像检查

推荐使用X线根尖片和咬合片来排除根折和牙脱位（图7.3）。

尽管有明显的牙釉质—牙本质缺损，但牙髓上方还有足够厚度的牙本质。

无其他牙体硬组织异常。

如果存在软组织撕裂，应当考虑拍摄软组织X线片以防有牙折片嵌入其中（图7.3）。

注意事项

牙釉质—牙本质折断会导致大量牙本质小管暴露，暴露的牙本质小管会受到冷热刺激、化学刺激以及细菌渗透，从而可能影响到牙髓状态。

如果临床检查和口腔X线影像检查结果不一致，则应当怀疑牙周组织也受到了损伤。这一点尤其重要，因为牙脱位对牙釉质—牙本质折断的预后有不良影响（Andreasen et al. 1985，1995；Lauridsen et al. 2012）。

治疗方案

1. 如果有其他伴随的外伤或患者拒绝进行永久修复,那么暴露的牙本质部分可以暂时使用玻璃离子进行封闭。

2. 如果牙折片还能使用(图 7.4),可以将其粘回原位：

a. 不要对牙折片进行打磨，这将降低其在复位时的准确性。

b. 酸蚀并在牙折片的各个面上均涂布粘接剂，在这个阶段不要进行光固化。

c. 堆塑复合树脂并对牙折片进行复位。

d. 按照产品说明书对复合树脂进行固化。

e. 对过多的复合树脂进行调磨抛光。如果折线位置十分明显，可以在折线的两侧进行打磨，并使用更多的复合树脂材料进行充填。

f. 按照第21章的建议提供术后医嘱。

3. 如果牙折片无法使用：

a. 建议立即使用复合树脂进行修复（图7.5）。此时修复的牙齿通常需要制备1～2 mm宽的浅凹形斜面。如果剩余的牙本质厚度小于1 mm，可以考虑使用氢氧化钙类材料进行间接盖髓。

b. 按照21章的建议提供术后医嘱。

随访

建议在伤后6～8周和1年时进行牙髓活力测试和口腔X线影像检查。如果伴有牙移位或根折等相关损伤，应当以这些损伤的随访时间点作为优先考虑。

预后

将牙折片重新复位粘接可以取得良好的中期留存率（Andreasen et al. 1995）。

牙髓坏死的发生率在2%～6%之间（Stalhane Olsburgh et al. 2002）。

根管闭塞和牙根吸收的发生十分罕见（Hedegard，1975）。

如果牙釉质—牙本质折断伴有牙脱位，则会导致牙髓和牙周的并发症风险明显增加（Robertson，1998）。

本章要点

· 牙釉质—牙本质折断未发生牙髓暴露。

· 应当立即封闭暴露的牙本质。

· 不要对牙折片进行打磨，否则会使其复位更加困难。

· 在伤后第6~8周和1年时进行随访。

（任杰，杨凯　译）

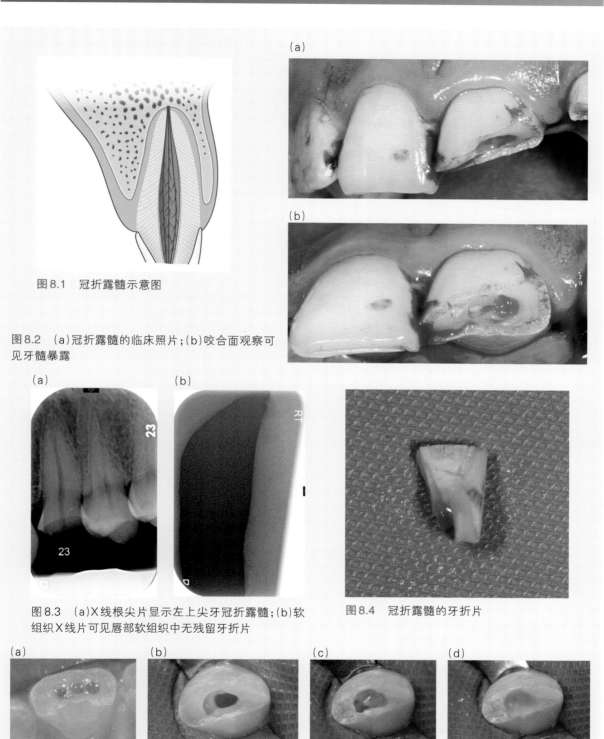

图8.1 冠折露髓示意图

图8.2 （a）冠折露髓的临床照片；（b）咬合面观察可见牙髓暴露

图8.3 （a）X线根尖片显示左上尖牙冠折露髓；（b）软组织X线片可见唇部软组织中无残留牙折片

图8.4 冠折露髓的牙折片

图8.5 （a）右上中切牙冠折露髓的照片；（b）将牙髓切除2 mm，随后止血；（c）使用氢氧化钙进行直接盖髓治疗；（d）首先使用玻璃离子覆盖氢氧化钙，随后使用复合树脂对Ⅳ类洞进行修复。（图片由Dr Abs Casaus和Dr Dan Sisson提供）

定义

冠折露髓包括牙釉质、牙本质的结构缺失以及牙髓的暴露（图 8.1），也被称为复杂冠折。

病因

冠折露髓往往是由剧烈的外力冲击所致，最终造成牙齿硬组织部分缺失（Andreasen，1970）。常见原因包括跌倒、对抗性运动以及交通事故（Gutz，1971）。对于恒牙来说，冠折是最常见的牙外伤，大约占所有牙外伤的 13%，而且通常发生在上颌中切牙（Andreasen，1993）。

临床检查

· 视诊可见牙釉质和牙本质缺失以及牙髓暴露（图 8.2）。
· 触诊牙槽突无任何台阶感或压痛。
· 患牙动度未超出正常的生理范围。
· 叩诊无明显疼痛。
· 咬合无任何改变。
· 无任何牙周损伤的表现，否则应考虑有牙震荡或亚脱位损伤。

牙髓活力测试

由于牙髓暴露，患牙可能对冷热刺激敏感。

牙髓活力测试有反应。

最初的牙髓活力测试可能无反应，这可能是存在短暂牙髓损伤的缘故，但其对远期的牙髓坏死来说也是一个巨大的风险因素。随访期间应重复进行牙髓活力测试，只有在记录到持续的无反应结果时才能诊断为牙髓坏死。

口腔 X 线影像检查

推荐使用 X 线根尖片和咬合片来排除根折和牙脱位。

可以清楚发现明显牙釉质、牙本质缺损以及牙髓的暴露。要注意观察牙根尖是否已经发育完全（图 8.3）。

无其他牙体硬组织异常。

如果存在软组织撕裂，应当考虑拍摄软组织 X 线片以防有牙折片嵌入其中（图 8.3）。

注意事项

如果牙根尚未发育完全，那就应该尽可能保存活髓。

如果临床检查和口腔X线影像检查结果不一致，应当怀疑牙周组织也受到了损伤。

暴露的牙髓组织可以通过在冠方形成牙本质桥从而完成愈合过程。研究发现，牙髓暴露的时间长短似乎不会对上述愈合机制造成不良影响（Cvek，1993；Olsburgh et al. 2002）。获得理想愈合效果的必备条件包括健康的牙髓、完好的血供、隔绝细菌侵袭以及使用氢氧化钙或硅酸钙类材料进行直接盖髓处理。

非流动性的氢氧化钙是用于盖髓治疗的理想材料，其在形成牙本质桥中有90%的成功率。与之相比，硅酸钙的使用要求更高，并且硅酸钙会导致牙体变色，价格也更贵（Bakland and Andreasen，2002）。

治疗方案

处理冠折露髓的核心目标是尽可能保存活髓。

如果不能及时按照下述临床程序进行操作，则应使用树脂加强型玻璃离子水门汀对牙折区域进行封闭（Bakland，2009）。

在条件允许的情况下，需要按照以下步骤进行操作：

a. 保留好牙折片（图8.4）。

b. 对术区进行局部麻醉。

c. 如果没有伴发牙脱位性损伤，则使用橡皮障对患牙进行隔离。

d. 用生理盐水浸湿的纱布棉球清洁术区。

e. 用0.5%的次氯酸钠溶液浸泡的纱布棉球轻柔地对暴露的牙釉质、牙本质和牙髓进行消毒。

f. 牙髓受到不可逆损伤的危险因素包括：被碎屑污染、持续性出血或从牙本质壁上剥脱。因此，需要使用碳化钨磨头在大量的水雾下去除2~3 mm的牙髓。

g. 再次用0.5%的次氯酸钠溶液轻柔地对术区进行消毒。

h. 止血后，在牙髓表面涂上一薄层氢氧化钙，同时应尽量避免覆盖周围的牙本质、牙釉质（图8.5）。

i. 使用树脂加强型玻璃离子水门汀充填髓腔。

j. 在牙折片和根面上涂布粘合剂，在这个阶段不要进行光固化。

k. 不要对牙折片进行打磨，这将降低其复位时的准确性。

l. 堆塑复合树脂并对牙折片进行复位。如果牙折片无法使用，则建议直接使用复合树脂进行充填，详细步骤如7章所述。

m. 按照第21章的建议提供术后医嘱。由于牙折片脱水，修复后的颜色可能会有所不同。随着时间的推移，色差会随着牙折片部分的再水化而改善。

随访

建议在伤后第6～8周、第12周、第24周和1年时进行牙髓活力测试和口腔X线影像检查。如果伴有牙移位或根折等相关损伤，应当以这些损伤的随访时间点作为优先考虑。

预后

除合并有牙震荡或牙脱位外，否则牙髓坏死或其他牙髓相关的并发症十分少见（Stalhane Olsburgh et al. 2002）。

牙根的发育通常不受影响。

相关的牙周并发症十分罕见。

本章要点

- 冠折露髓会出现牙髓暴露。
- 保存活髓是最重要的治疗目标，尤其是根尖未发育完全的患牙。
- 氢氧化钙可以促进牙体硬组织再生。
- 建议伤后6～8周、第12周、第24周和1年的时间进行随访。

（任杰，杨凯　译）

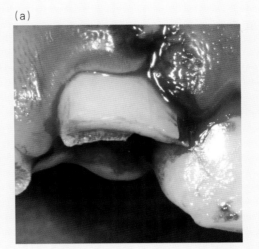

(a)

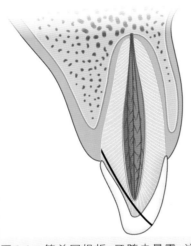

图9.1 简单冠根折,牙髓未暴露,注意折裂延伸至龈下

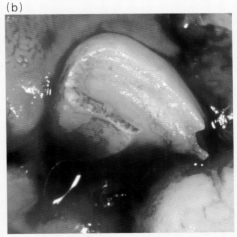

(b)

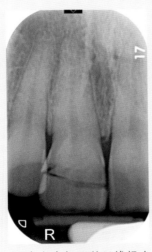

图9.3 右上中切牙的X线根尖片显示其发生简单冠根折但并未累及牙髓,折裂的根向延伸难以明确

图9.2 上颌侧切牙简单冠根折的临床表现:颊侧观(a)和咬合面观(b)。注意断裂在腭侧的延伸以及牙移位

定义

简单冠根折是指牙体组织缺损一直延伸到龈下，累及牙釉质、牙本质以及牙骨质，但是无牙髓暴露（图9.1）。

病因

简单冠根折的原因包括旅行意外、运动损伤、交通事故和人际冲突（Castro et al. 2005）。

临床检查

- 患牙对冷热刺激感觉不适。
- 视诊可见冠折延伸至龈下。折裂通常从牙冠颊侧某处开始发生，一直延伸到腭侧根方（图9.2）。折裂的牙冠部分可能尚在原位，也可能发生异位。
- 触诊无压痛。
- 如果牙折片尚未脱落，很容易检查到松动的折片。
- 叩诊患牙感觉有明显不适。
- 如果牙折片尚在原位，则其主要由冠方的牙周膜纤维所固定。
- 由于牙折片经常发生移位，因此，患牙通常会造成咬合干扰。

牙髓活力测试

牙髓活力测试一般有反应。

随访期间应重复进行牙髓活力测试，只有在记录到持续的无反应结果，并且进行完整的临床检查后才能诊断为牙髓坏死。

口腔X线影像检查

推荐使用X线根尖片和咬合片来明确牙折裂情况。

牙折很容易被发现，但折裂在根方的延伸有时候难以明确（图9.3），可以使用CBCT进行进一步评估。

注意事项

残留的根方部分还能保持完整的牙髓活力及血供。

龈上残留牙体组织的长度与根长之比，以及牙根的形态，均是制订永久修复计划时需要仔细考量的关键因素。

应急治疗

a. 术区局部麻醉。

b. 使用生理盐水清洁术区。

c. 使用20章所推荐的方法对折裂部分进行夹板固定，直到明确最终修复计划。

d. 参考21章的建议提供术后医嘱。

治疗方案

1. 牙根部分尚可修复。

a. 如果牙折部分尚可使用，则按照7章所述的方法粘回原位。

b. 如果牙折部分无法使用，则可以使用复合树脂进行直接修复（详见7章）。

c. 另一个修复选项是进行间接修复（de Castro et al. 2010）。

2. 牙根部分尚可修复，但需要进行牙龈切除术或牙冠延长术，从而解决牙龈不对称的美学问题。

最终修复可以通过使用牙折部分完成，也可以通过直接复合树脂修复或间接修复完成（de Castro et al. 2010）。

3. 正畸牵引后牙根部分尚可修复。

完善根管治疗后进行桩核修复，以方便正畸牵引。使用单冠完成最终修复（详见10章）（de Castro et al. 2010）。

4. 牙根复位后牙根部分尚可修复。

夹板固定4周。最终修复方案参考第2点所述。

5. 牙根部分不可修复。

a. 调磨剩余牙体组织至牙槽嵴顶水平，使牙根留存于牙槽窝内以保存牙槽窝（de Castro et al. 2010）。

b. 最终修复体的形式包括树脂粘结桥、传统固定桥以及可摘局部义齿。

6. 牙根部分不可修复。

拔除牙根部分，更换为种植体支持的单冠或传统的固定桥/可摘局部义齿（de Castro et al. 2010）。

随访

推荐在伤后第1周、第6~8周、第12周、第24周和1年时进行牙髓活力测试和口腔X线影像检查，并在术后前5年内每年复查1次，评估治疗方案。

1年预后

目前尚缺乏关于患牙牙髓状况的相关预后研究。

对于接受过复位或者正畸牵引的患牙来说，牙根吸收十分常见（Elkhadem et al. 2014）。

本章要点

- 残留牙根部分仍然保持正常的牙髓活力。
- 预后不会因为永久修复的推迟而变差。
- 如果尚未明确病例的治疗方案，可以对牙折片进行夹板固定并对暴露的牙本质进行覆盖，并从其他专家处接受后续治疗建议。
- 在伤后第1周、第6~8周、第12周、第24周和1年时进行随访，此后每年随访1次，随访5年。

（任杰，杨凯　译）

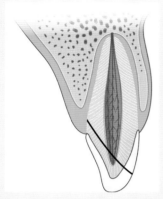

图10.1　复杂冠根折示意图

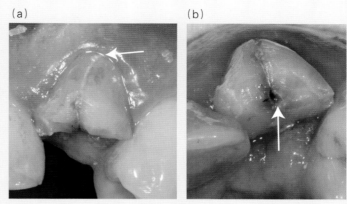

图10.2　左上尖牙复杂冠根折的临床照片；(a)颊侧可见折裂线延伸至龈下；(b)咬合面可见牙髓暴露

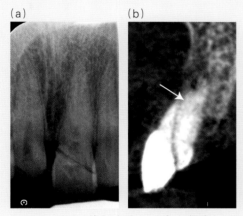

图10.3　(a)X线根尖片显示左上颌中切牙复杂冠根折，折裂线的根向延伸并不明显；(b)CBCT完整显示了折裂线的根向延伸

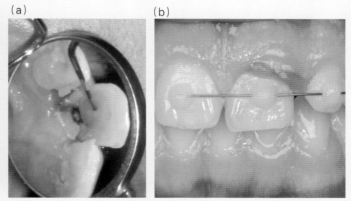

图10.4　(a)左上中切牙冠根折腭侧延伸、牙髓暴露；(b)永久修复前的应急处理为使用夹板固定牙折片

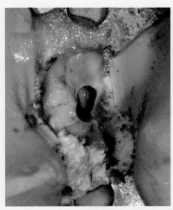

图10.5　左上尖牙折片移除后，剩余的根方部分可以通过橡皮障进行隔离，从而进行口腔内科治疗

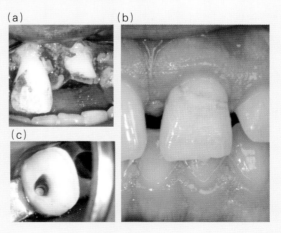

图10.6　(a)左上中切牙冠根折后，对根方部分进行牙冠延长；(b)根管治疗术后；(c)冠方的牙折部分通过使用复合树脂粘接就位，可以发现粘接线的明显变色，这一现象可以通过局部打磨和复合树脂充填进行改善

定义

复杂冠根折是指牙体组织缺损一直延伸到龈下，累及牙釉质、牙本质以及牙骨质，并同时发生牙髓暴露（图10.1）。

病因

复杂冠根折的原因包括旅行意外、运动损伤、交通事故和人际冲突（Castro et al. 2005）。

临床检查

- 患牙对冷热刺激感到明显不适。
- 视诊可见延伸至龈下的冠折。折裂通常从牙冠颊侧某处开始发生，一直延伸到腭侧根方。折裂的牙冠部分可能尚在，也可能遗失，因此可能会直接看到暴露的牙髓组织（图10.2）。
- 触诊时患牙可有明显不适。
- 如果牙折片尚未脱落，很容易检查到松动的折片。
- 叩诊患牙会感觉明显不适。
- 如果牙折片尚在原位，则其主要由冠方的牙周膜纤维所固定。
- 由于牙折片经常移位，因此，患牙通常会造成咬合干扰。

牙髓活力测试

牙髓活力测试一般有反应。

随访期间应重复进行牙髓活力测试，只有在记录到持续的无反应结果，并且进行完整的临床检查后才能诊断为牙髓坏死。

口腔X线影像检查

推荐使用X线根尖片和咬合片来明确牙体折裂情况。

牙折很容易被发现，但折裂在根方的延伸有时候难以明确（图10.3）。如果牙折片已经脱位，那么很容易发现牙髓暴露。在某些临床情况下，可以考虑使用CBCT进行评估（图10.3）。

注意事项

如果牙根尚未发育完全，应该通过活髓切断尽可能保存活髓。

治疗的目的在于尽可能保证当冠折部分被移除后，剩余牙体组织还能够完成正常修复。

应急治疗

a. 术区局部麻醉。

b. 使用生理盐水清洁术区。

c. 使用20章所推荐的方法对折裂部分进行夹板固定，直至明确最终的修复方案。

d. 如果牙折片部分无法使用，则应隔离牙齿并进行活髓切断处理，具体步骤参考第8章（图10.4）。然后使用玻璃离子完成修复。

e. 参考21章的建议提供术后医嘱。

治疗方案

1. 若牙根尚未发育完全且剩余牙根还能进行修复

a. 参考8章进行活髓切断术。

b. 通过粘接牙折片完成牙体修复，如7章所描述。

c. 或者通过直接树脂充填完成牙体修复，如7章所描述。

d. 或者通过间接修复技术完成牙体修复。

如果牙根已经发育完全或者无法实施活髓切断

2. 剩余牙根还能够进行修复情况

a. 进行根管治疗，如果脱落的牙折片还能够使用，酸蚀后粘接复位。

b. 如果牙折片无法使用，通过使用桩核冠完成永久治疗。

3. 剩余牙根通过正畸牵引后还能够进行修复（图 10.5）

a. 进行根管治疗，置入桩核，以便于正畸牵引。

b. 通过使用桩核冠完成最终修复。

4. 剩余牙根尚能进行修复,但需要先行牙龈切除或者牙冠延长术,从而解决牙龈不对称的美学问题。

首先完成根管治疗，最后使用牙折片或者桩核冠完成最终修复（图10.6）。

5. 剩余的牙根在复位后尚能进行修复

a. 夹板固定4周。

b. 进行根管治疗，最后使用桩核冠完成最终修复。

6. 剩余的牙根无法修复

a. 调磨剩余牙体组织至牙槽嵴顶水平，使牙根留存于牙槽窝内以保存牙槽窝。

b. 最终修复体的形式包括树脂粘结桥、传统固定桥以及可摘局部义齿。

c. 拔除剩余的牙根，更换为种植体支持的单冠或传统的固定桥/可摘局部义齿。

随访

推荐在伤后第1周、第6~8周、第12周、第24周和1年时进行牙髓活力测试和口腔X线影像检查，并在伤后5年内每年复查1次，对治疗方案进行评估。

1年预后

目前尚缺乏关于患牙牙髓状况的相关预后研究。

对于接受过复位或者正畸牵引的牙来说，牙根吸收十分常见（Elkhadem et al. 2014）。

本章要点

· 如果患牙牙根尚未发育完全，应优先考虑活髓切断术保存活髓。

· 如果对病例的治疗方案尚不确定，可以对牙折片进行夹板固定并对暴露的牙本质和牙髓进行覆盖，并从其他专家处接受后续治疗建议。

· 在伤后第1周、第6~8周、第12周、第24周和1年时进行复查，并在伤后5年内每年复查一次。

（任杰，杨凯　译）

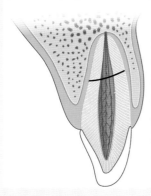

图11.1 牙根折示意图。根折可以发生在牙根的根颈1/3、根中1/3或根尖1/3

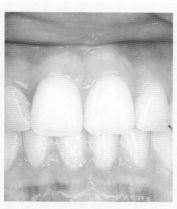

图11.2 上颌左右中切牙在根中1/3发生根折的临床照片

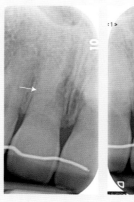

图11.3 X线根尖片检查发现，上颌左右中切牙均在根中1/3发生了根折

(a)　　　　(b)

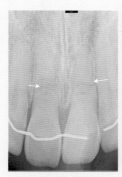

图11.4 X线咬合片检查发现，左右中切牙的折片与牙根之间有明显的移位

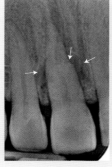

图11.5 侧面根尖片检查发现右上中切牙根中1/3段有细微的根折影像，包括根中1/3双侧的透光区域以及根中1/3近中侧的台阶

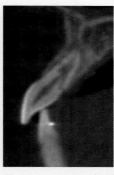

图11.6 CBCT清晰显示了牙根的横折

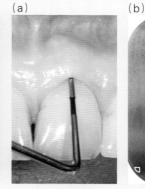

图11.7 根折预后不良的风险因素包括：(a)深牙周袋：袋底直达折裂位置或牙龈开窗区域；(b)根折导致的牙折片移位、牙槽骨丧失以及根尖周的透射影

(a)　　　　(b)

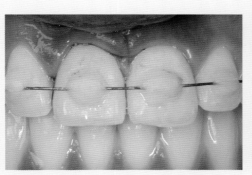

图11.9 对根中1/3根折的上颌中切牙进行夹板固定

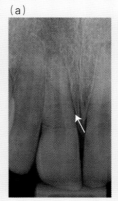
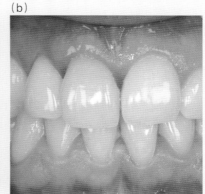

图11.8 (a)右上颌中切牙根颈1/3出现根折；(b)尽管创伤十分严重，但是牙齿通过4个月的夹板固定被保存下来

定义

牙根折是指发生在牙根部位的外伤，涉及牙骨质、牙本质和牙髓。根据具体的折断位置可以将损伤分为3类，包括根尖1/3、根中1/3和根颈1/3根折（图11.1）。对于不同类别的牙根折情况，其后续的治疗方案和预后都有很大的不同。

病因

牙根折通常是由牙齿唇侧受到正面撞击所致。牙根折约占所有成人牙外伤的7%。最常见发生根折的牙齿是上颌中切牙，并且通常合并有牙槽骨和软组织损伤（Andreasen et al. 2004；Cvek et al. 2008；Majorana et al. 2002）。

临床检查

- 除非冠方部分明显移位或者龈沟内有出血，否则往往很难通过视诊发现（如图11.2）。
- 触诊局部的牙龈组织可能会发现局部的牙体组织移位或根尖区压疼。
- 如果根折位置位于根颈1/3，那么很容易检查到牙齿的松动。
- 叩诊患牙有明显不适。
- 只有当患牙冠方部分发生移位时，才会出现咬合干扰。

牙髓活力测试

牙髓可能会出现长达3个月的无反应。

随访期间应重复进行牙髓活力测试，只有在记录到持续的无反应，并且结合完整的临床检查才能判断为牙髓坏死。

口腔X线影像检查

推荐使用X线根尖片和咬合片来明确牙根折情况。

通过常规的X线根尖片很容易发现牙根横折（图11.3）。斜向走行的根折更容易在上颌X线咬合片上显示（图11.4）。有时候，根折的放射学影像改变十分细微（图11.5）。因此，在许多情况下，CBCT检查可能会很有帮助（图11.6）。

可以通过改变X射线的照射角度来区分根折和牙槽突骨折。对于牙槽突骨折来说，断裂线的位置会随着X射线的照射角度变化而上下移动；而对于牙根折来说，断裂线的位置不会随着X射线的照射角度改变而改变。

注意事项

牙冠部分可能会在短时间内出现牙体变色（变红或变灰）。

剩余的根方部分往往还能保持完整的牙髓活力及血供。

直达折裂位置的深牙周袋（图11.7）或冠方组织的移位往往预示着预后不良。

治疗方案

1. 对于牙冠部分完全脱位的情况,请参阅第10章,针对不同的牙根状况选择不同的修复方式。

2. 对于根尖1/3和根中1/3根折的情况:

a. 进行局部麻醉。

b. 使用生理盐水清洁术区和根面。

c. 对冠方牙体组织进行复位。

d. 拍摄X线片,检查牙齿是否正确复位。

e. 参考20章所述,使用弹性夹板固定外伤牙4周（图11.8）。

f. 按照21章的建议提供术后医嘱。

3. 对于根颈1/3根折的情况,应遵循上述a—d的步骤进行处理,然后:

a. 夹板固定4个月（图11.9）。

b. 按照21章的建议提供术后医嘱。

随访

推荐在伤后第4周、第6~8周、第12周、第24周和1年时进行牙髓活力测试和口腔X线影像检查,并在伤后前5年内保持每年复查一次。

1年预后

牙髓坏死的风险因素包括牙根发育完全、牙根移位、牙根松动、牙冠明显移位和根尖周出现病理表现。

约20%~40%的病例会发生冠部的牙髓坏死,因此需要进行牙髓治疗,但应仅限于根折线冠方。

约25%的病例会发生牙髓钙化,因此可能会出现牙体变色。

根颈1/3的根折更可能导致牙冠部分的缺失（Andreasen et al. 2004,2012）。

本章要点

· 当根折位于根中1/3和根尖1/3时，需要对患牙进行4周的夹板固定。

· 当根折位于根颈1/3时，需要对患牙进行4个月的夹板固定。

· 推荐在伤后第4周、第6~8周、第12周、第24周以及1年进行牙髓活力测试和口腔X线影像检查，并在伤后前5年内保持每年复查一次。

· 只有当冠髓活力丧失时，才应开始牙髓治疗，而且应该限于根折线冠方。

· 若患牙伴有深牙周袋或出现牙龈穿通，该牙往往预后较差。

（任杰，杨凯　译）

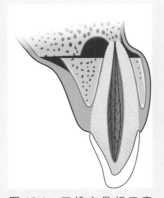

图12.1 牙槽突骨折示意图。注意,骨折线从颊侧一直延伸到腭侧

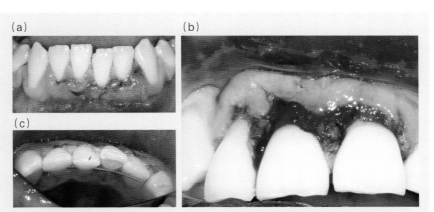

图12.2 各类牙槽突骨折的临床表现:(a)下颌切牙位置的牙槽突骨折;(b)上述牙槽突骨折后的咬合面观察;(c)右上中切牙、侧切牙以及左上中切牙位置的牙槽突骨折,可以发现明显的软组织撕裂

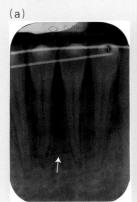
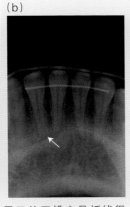

图12.3 (a)X线根尖片显示的牙槽突骨折线很模糊;(b)X线咬合片显示的骨折线更加清晰

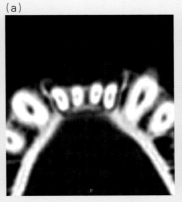
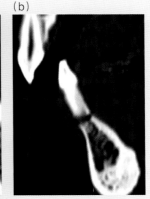

图12.4 CBCT观察到的牙槽突骨折:(a)水平向截图显示牙槽嵴唇侧存在台阶;(b)矢状面截图显示牙槽突骨折从唇侧一直延续到舌侧

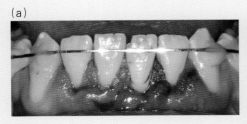
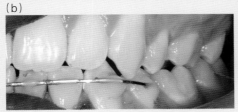
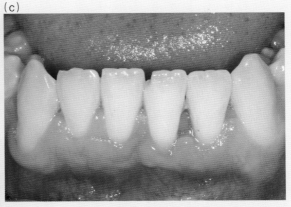

图12.5 (a)使用手指的压力对下颌切牙进行复位并使用夹板固定;(b)患牙和夹板都不能干扰咬合;(c)下颌切牙夹板固定4周后的局部软硬组织状况

定义

牙槽突骨折是指牙槽骨从唇侧到腭侧/舌侧骨皮质完全折断，包含或不包含牙槽窝（图12.1）。

病因

牙槽突骨折通常源于严重的冲击，例如暴力冲突或交通事故。它只占所有牙外伤的3%。牙槽突骨折最常发生于上颌骨，并且通常伴有软组织损伤（Andreasen and Lauridsen，2015；Lauridsen et al. 2016）。

临床检查

- 患者通常感受到受伤区域的明显不适。
- 视诊常见相邻牙齿移位，并伴有软组织撕裂（图12.2）。
- 触诊周围的牙龈组织通常能发现骨轮廓中的台阶，即骨折线。
- 对其中一颗移位的牙齿进行动度检查时会发现所有移位的牙齿作为一个整体发生移动。这是牙槽突骨折的典型表现。
- 与相邻未受伤的牙齿相比，叩诊患牙会产生沉闷的声音。
- 咬合紊乱十分常见。由于折裂牙槽突的移位，患者往往不能正常咬合。

牙髓活力测试

牙髓可能会出现长达3个月的无反应。

随访期间应重复进行牙髓活力测试，只有在记录到持续的无反应，并且结合完整的临床检查才能判断为牙髓坏死。

放射学检测

建议拍摄X线根尖片和咬合片，以观察折裂线（图12.3）。

水平向的折裂线可以出现在牙根的任何位置。

可以通过改变X射线的照射角度来区分牙根折和牙槽突骨折。对于牙槽突骨折来说，断裂线的位置会随着X射线的照射角度变化而上下移动；而对于根折来说，断裂线的位置不会随着X射线的照射角度改变而改变。

全景片可以帮助观察骨折线的走向。在某些情况下，CBCT可能会大有帮助（图12.4）。

注意事项

牙槽突骨折和任何相关的牙移位性损伤都会干扰患牙的正常血供，并同时损伤牙周膜。

如果牙槽突骨折移位十分明显，则需要通过手术进行复位。

治疗方案

a. 进行局部麻醉。

b. 通过手指施力将牙齿往冠方移动，以消除外伤对牙根的影响。

c. 用手指夹住牙齿的唇侧和舌侧进行牙齿复位，使其与邻牙对齐。

d. 患牙根尖应该复位至牙槽窝内，这可以通过复位牙齿时的手指触碰来感知。关于复位患牙的进一步说明详见18章。

e. 检查咬合情况。

f. 使用弹性夹板对骨折部位进行固定，并在4周后重新检查咬合情况，参见20章中描述的具体方法（图12.5）。

g. 缝合所有的软组织撕裂伤。

h. 按照21章的建议提供术后医嘱。

并发症

如果移位的部分不能通过手指的力量进行复位，此时应寻求口腔颌面外科医生的帮助，通过翻瓣手术进行复位。

随访

推荐在伤后第4周、第6~8周、第16周、第24周和1年时进行牙髓活力测试和影像学检查，并在伤后前5年保持每年复查一次。

1年预后

大约35%的牙槽突骨折病例会出现牙髓坏死，在这种情况下，需要进行牙髓治疗。

约7%的病例会发生牙髓钙化，因此可能会出现牙体变色。

除非同时存在脱位损伤，否则牙根吸收很少会发生（Andreasen et al. 2011）。

本章要点

- 两颗及更多牙作为一个整体出现明显移动是牙槽突骨折的重要评判指标。
- 如果折断部分无法简单复位，就应该考虑进行翻瓣手术。
- 复位后需要将折断部分行夹板固定4周。
- 推荐在伤后第4周、第6~8周、第12周、第24周以及1年进行牙髓活力测试和口腔X线影像检查，并在伤后前5年内保持每年复查一次。

（任杰，杨凯 译）

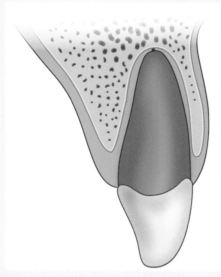

图13.1　牙震荡示意图

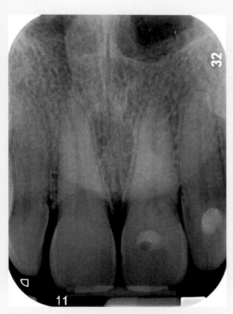

图13.3　右上颌中切牙牙震荡后的X线咬合片,可见正常的牙冠、牙根、牙周膜以及根尖周组织

(a)

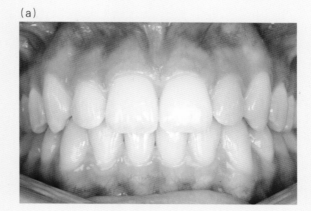

(b)

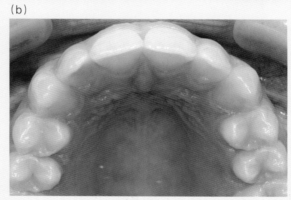

图13.2　右上中切牙牙震荡后的唇面观(a)和咬合面观(b)

定义

牙震荡是指局限于牙齿支持组织的损伤（图13.1）。

病因

牙震荡源于外力的直接撞击。在所有牙外伤病例中大约有23%发生了牙震荡（Borum and Andreasen，2001）。

临床检查

- 按压患牙时，患者可有感觉不适。
- 视诊无牙位移和牙损伤（图13.2）。
- 触诊牙槽突无任何台阶感或压痛。
- 牙齿无松动。
- 叩诊患牙有明显不适。
- 咬合关系无任何改变。

牙髓活力测试

牙髓活力测试应当有反应。

随访过程中应该反复多次进行牙髓活力测试。最初的无反应仅仅表明未来牙髓坏死的风险增加，只有在记录到持续的无反应结果，并且进行完整的临床检查后才能诊断为牙髓坏死。

影像学检查

推荐拍摄X线根尖片及咬合片。

口腔X线影像检查无明显异常发现，牙齿和牙槽窝的解剖结构都应当保持完整（图13.3）。

注意事项

牙震荡会造成牙周膜内的创伤和水肿，从而导致患牙叩诊时感觉不适。

治疗方案

a. 不需要进行特别处理。

b. 参考21章的建议为患者提供术后医嘱。

随访

建议在伤后第4周及1年时进行牙髓活力测试和口腔X线影像检查。

1年预后

牙髓并发症十分少见。

牙根吸收非常罕见。

如果最初的牙髓活力测试无反应，那么牙髓坏死以及牙髓钙化的可能性将会增加。

如果伴有外伤，例如冠折，那么牙髓和牙周并发症的风险会增加（Hermann et al. 2012；Lauridsen et al. 2012）。

本章要点

- 牙震荡是指单纯牙周膜轻度损伤。
- 叩诊时患牙有明显不适。
- 单纯的牙震荡一般不需要进行牙髓治疗。
- 建议在外伤后第4周及1年时进行随访。

（任杰，杨凯 译）

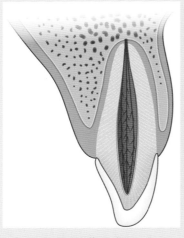

图14.1 牙亚脱位示意图

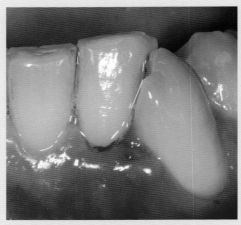

图14.2 左下颌侧切牙亚脱位的临床表现。注意龈沟出血

(a) (b)

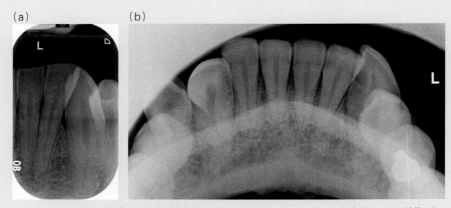

图14.3 （a）左下颌侧切牙亚脱位的X线根尖片；（b）同一左下颌侧切牙亚脱位的X线咬合片。注意牙冠、牙根、牙周膜和根尖周组织的正常表现

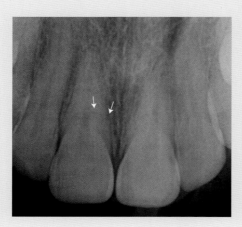

图14.4 左上颌中切牙亚脱位的X线咬合片。影像学检查偶然发现邻近的右上中切牙根中1/3根折，这也是进行X线咬合片辅助检查的关键原因

定义

牙亚脱位（或称牙半脱位）为牙周支持组织损伤，牙齿有明显松动，但位置无改变。龈沟出血是其诊断的重要依据（图14.1）。

病因

牙亚脱位是由外力直接作用造成的，约占牙外伤的21%（Borum and Andreasen，2001）。

临床检查

- 患者咬合时可有不适。
- 视诊可见龈沟出血，这是诊断的重要依据，表明有牙周膜纤维的撕裂（图14.2）。
- 触诊牙槽突无台阶感或压痛。
- 受伤的牙齿有水平方向的松动。
- 叩诊不适。
- 牙齿位置无改变。
- 咬合关系无任何改变。

牙髓活力测试

牙髓活力测试应有反应。

在随访过程中应反复进行牙髓活力测试，最开始的无反应表明未来发生牙髓坏死的风险增加。只有当记录到持续的无反应时，并且结合完整的临床检查才能判断为牙髓坏死。

口腔X线影像检查

建议行X线根尖片及咬合片检查。

口腔X线影像检查通常无异常，牙齿和牙槽窝的解剖结构通常是完整的（图14.3）。

然而，X线咬合片可能显示额外的无症状性损伤，如偶然发现邻近的右上中切牙根中1/3根折（图14.4）。

注意事项

撞击可导致牙周膜内出血和水肿，在极少数情况下还可能导致供应牙髓的神经血管破裂。

治疗方案

    a. 通常不需特别治疗。

    b. 为使患者舒适，可用弹性夹板固定患牙2周。

    c. 参照21章进行术后指导。

随访

建议在伤后第2周、第12周、第24周和1年时进行牙髓活力测试和口腔X线影像检查。

1年预后

大约12%的病例会出现牙髓坏死。

牙根吸收非常罕见。大约3%的病例是与修复有关的吸收。

如果最初的牙髓活力测试无反应，那么牙髓坏死和牙髓钙化的发生率将会增加。

如果伴随有其他损伤，如冠折，那么牙髓和牙周并发症的发生率将会随着牙髓钙化的发生而增加（Hermann et al. 2012；Lauridsen et al. 2012）。

本章要点

- 牙亚脱位是牙周膜的一种损伤。
- 龈沟出血是诊断的重要依据。
- 有叩痛，咬合时有不适。
- 牙亚脱位本身不是根管治疗的指征。
- 随访时间分别为伤后第2周、第12周、第24周和1年。

（唐洪，杨凯　译）

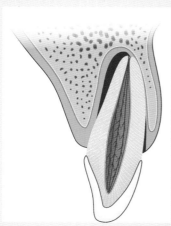

图15.1 牙部分脱出示意图

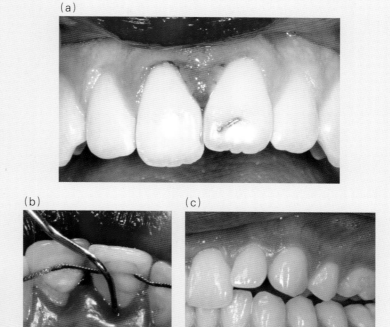

图15.2 右上颌中切牙部分脱出伴中线龈乳头软组织损伤的临床表现：(a)牙冠向腭侧偏斜以及切缘位置与邻牙不齐；(b)腭侧探及牙周袋；(c)侧位片显示中切牙早接触导致磨牙开𬌗

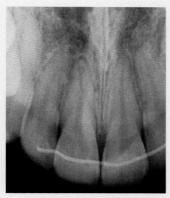

图15.3 X线咬合片显示右上颌中切牙根尖移位。根尖周的透影区不是根尖周病变，而是根尖脱位后的牙槽窝，且不伴有其他相邻牙损伤

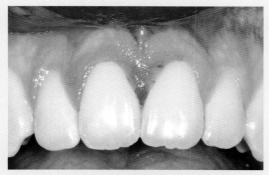

图15.4 右上颌中切牙复位后的临床表现。切缘对称及牙冠唇腭侧对齐

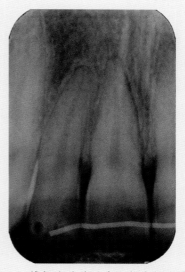

图15.5 X线根尖片确认右上颌中切牙准确复位到牙槽窝内。X线根尖片中根尖周无透影区

定义

牙部分脱出是指牙齿自牙槽窝沿长轴方向部分脱出，牙周膜部分或全部断裂（图15.1）。

病因

牙部分脱出是由外力直接作用造成的，约占牙外伤的7%（Borum and Andreasen，2001）。

临床检查

- 视诊可见受伤牙早接触，切缘位置与邻牙不齐，牙冠向腭侧偏斜（图15.2）。
- 触诊根尖上方有硬组织凹陷。
- 受伤牙齿水平和垂直方向有明显松动。
- 叩痛。
- 牙周膜损伤导致龈沟出血（图15.2）。
- 可能会探及牙周袋（图15.2）。
- 常有咬合异常（图15.2）。

牙髓活力测试

轻微损伤时牙髓活力测试可能有反应。

然而，大多数患者最初的牙髓活力测试可能无反应。

因此，在随访过程中应反复进行牙髓活力测试，因为最初的无反应可能表明未来发生牙髓坏死的风险增加。只有记录到持续的无反应结果，并且进行完整的临床检查后才能诊断为牙髓坏死。

口腔X线影像检查

建议行X线根尖片和咬合片检查。

X线根尖区显示牙周膜间隙明显变宽（图15.3）。

牙槽窝完好无损。

注意事项

牙周膜撕裂的同时，供应牙髓的神经血管束也会发生破裂。

治疗方案

a. 必要时可行局部麻醉。

b. 用生理盐水清洗暴露的牙根表面。

c. 用拇指和食指固定牙齿。

d. 向根尖方向轻轻施加压力，将牙齿复位到牙槽窝（图15.4）。

e. 检查牙切缘和唇腭位置。

f. 检查咬合。

g. 拍摄X线根尖片，确认牙齿已经复位（图15.5）。

h. 弹性夹板固定2周，参照20章。

i. 参照21章提供术后指导。

随访

建议在伤后第2周、第4周、第8周、第12周、第24周和1年时行牙髓活力测试和口腔X线影像检查，其后5年内每年复查一次。

后续治疗方案

a. 牙髓活力测试可能需要3个月才能得出结论。

b. 如果有两种或以上牙髓坏死表现，应根据牙根发育的阶段特征适时地进行牙髓治疗。

1年预后

大约55%病例会发生牙髓坏死。

如果牙髓发生血运重建，大约21%的病例会发生牙髓钙化。

约27%的病例会发生牙根表面吸收。

大约17%的病例会发生牙槽骨吸收。

如果并发其他损伤，如冠折，牙髓坏死的风险将显著增加（Hermann et al. 2012；Lauridsen et al. 2012）。

本章要点

· 牙部分脱出时可见牙伸长。

· 部分脱出的牙在垂直向和水平向上都有松动。

· 复位后需弹性夹板固定2周。

· 在伤后第2周、第4周、第8周、第12周、第24周和1年时随访，此后5年内每年随访一次。

（唐洪，杨凯　译）

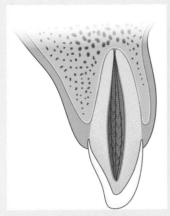

图16.1 牙挫入示意图

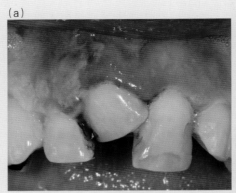

(a)

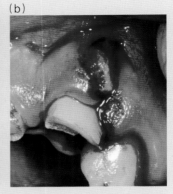

(b)

图16.2 (a)右上颌中切牙严重挫入的临床表现,注意相关软组织的损伤;(b)左侧切牙严重挫入的临床表现,注意软组织撕裂,颊侧牙槽窝骨壁骨折暴露

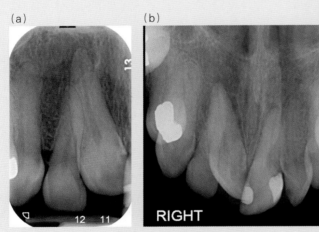

(a)

(b)

图16.3 右上颌中切牙挫入的X线根尖片(a)和X线咬合片(b)的表现。注意,与相邻牙齿相比,釉牙骨质界顶端的位置和牙周膜间隙消失

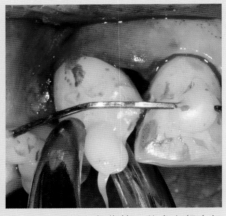

图16.4 用钳子复位挫入的右上颌中切牙。挫入的牙齿复位后通常是不稳定的,在操作过程中会滑回挫入的位置。注意在靠近切缘处粘接流体复合树脂,以便更好地夹住切牙,防止钳子损伤釉牙骨质界

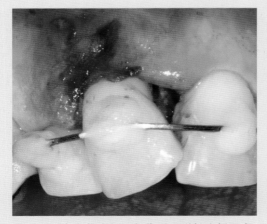

图16.5 右上颌中切牙复位后用弹性夹板固定

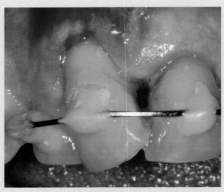

图16.6 右上颌中切牙挫入复位固定后随访。注意软组织的萎缩

定义

牙挫入（或称嵌入性脱位）是指牙齿沿长轴向牙槽窝内移位，伴牙槽窝骨壁骨折（图16.1）。

病因

牙挫入通常是由跌倒和车祸事故所致，罕见发生，约占牙外伤的2%（Andreasen et al. 2006）。

临床检查

- 视诊可见患牙向根尖移位，导致牙冠变短与邻牙切缘不齐（图16.2a）。
- 触诊可扪及牙槽嵴处硬球状组织。
- 牙嵌入牙槽窝内，牙无松动。
- 叩诊有不适感，有类似于发生骨粘连牙齿（牙根替代性吸收）的高音调金属音。
- 龈沟出血或牙龈撕裂伴颊侧牙槽窝骨壁骨折暴露（图16.2b）。
- 咬合无任何改变。

牙髓活力测试

牙髓活力测试可能无反应。

在随访过程中应该反复进行牙髓活力测试。牙根已经完全形成的牙齿，有可能会发生牙髓坏死。

口腔X线影像检查

建议行X线根尖片及咬合片检查。

与相邻的未损伤牙齿相比，釉牙骨质界的位置更接近根端，有时切缘的位置接近牙槽嵴顶水平。

牙周膜间隙部分或全部消失（图16.3）。

注意事项

牙挫入属于一种复杂的损伤。牙挫入破坏牙龈附着，导致牙周膜和牙槽骨挫伤、牙槽窝骨壁骨折或牙槽窝碎裂，同时还可造成牙髓损伤。严重的牙周膜、神经血管束和牙槽窝损伤会影响愈合过程并导致愈合过程中出现并发症。

急诊治疗

1. 牙挫入在 3 mm 以内

a. 让其自然再萌，因为这样可以最大限度地减少愈合过程中的并发症。

b. 监测8周。

c. 如未自然再萌，应行正畸牵引或外科手术复位，并使用弹性夹板固定4周。

2. 牙挫入大于 3 mm

a. 施行局部麻醉。

b. 用清水、生理盐水或洗必泰清洗伤口。

c. 垫纱布后用手指夹住牙冠并牵拉移动牙齿。如果失败，可用钳子夹住垫有纱布的牙冠以牵拉移动牙齿复位。

d. 如果用钳子夹住牙齿有困难，可将流体复合树脂粘接在牙冠上以夹紧牙齿（图16.4）。

e. 避免在釉牙骨质界处夹牙，因为这可能引起并发症。

f. 沿牙冠长轴方向复位牙齿，以免损伤根尖组织及防止意外发生。

g. 受伤的牙齿出现明显松动。

h. 将牙齿复位到合适的切缘水平。

i. 检查患者咬合是否正常。

3. 看不见牙冠的牙挫入

a. 如果挫入的牙已不能看见牙冠，可以考虑通过外科手术的方法暴露牙冠，但患者可能需要转诊。

b. 如前所述，用牙钳重新复位。

4. 夹板固定

a. 按照20章所述，使用弹性夹板固定4周（图16.5）。

b. 缝合牙龈撕裂伤。

c. 拍摄X线根尖片，确认牙齿已经重新复位。

d. 参照21章提供术后指导。

5. 轻微牙挫入的延迟治疗

考虑正畸牵引，这有助于边缘骨的修复。

随访

建议在伤后第2周、第4周、第8周、第12周、第24周和1年时随访，此后5年内每年随访一次，进行临床检查和口腔X线影像检查。

治疗方案

牙根完全形成的牙齿需要在2周内进行根管治疗。

建议在根管治疗期间短时间使用抗生素药物，以降低感染引起的相关性牙根吸收。不建议行一次性根管治疗。

1年预后

所有牙根完全形成的病例均发生牙髓坏死，因此需要进行根管治疗。

大约10%的病例发生牙根替代性吸收。

大约5%的病例发生牙根炎症性吸收。

大约52%的病例发生软硬组织的缺损（图16.6）。

长期来看，以上并发症的发生率会逐年增加，有大约1/3的患牙在外伤10年后不能保留（Andreasen et al. 2006；Wigen et al. 2008）。

本章要点

· 小于3 mm的轻微牙挫入可以让患牙自然再萌。

· 严重的牙挫入急诊处理需要重新复位和弹性夹板固定4周。

· 牙根已完全形成的牙挫入牙齿需要在2周内进行根管治疗，建议在根管治疗期间短时间使用抗生素药物。

· 在伤后第2周、第4周、第8周、第12周、第24周和1年时随访，此后5年内每年随访一次。

（唐洪，杨凯　译）

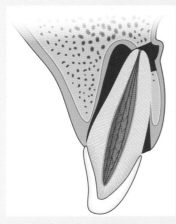

图17.1 牙侧方移位示意图

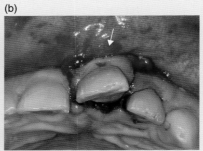

图17.2 左上颌中切牙侧方移位的唇侧(a)和咬合面(b)的临床表现。注意唇侧骨板隆起,表明牙根移位和牙槽窝骨壁骨折。这个病例伴有牙龈撕裂伤

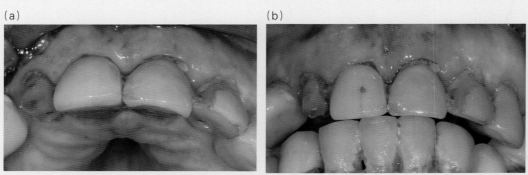

图17.3 (a)上颌中切牙的腭侧移位咬合面的临床情况;(b)后牙咬合面无接触

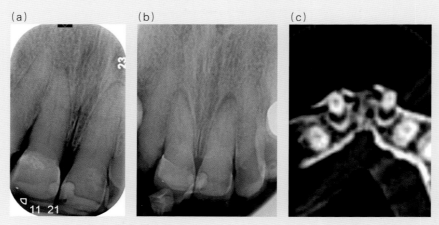

图17.4 (a)上颌中切牙腭侧移位的X线根尖片;(b)同一上颌中切牙的X线咬合片;(c)注意此视图显示根尖移位比CBCT轴向片更好

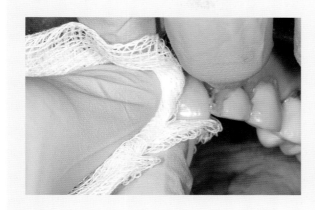

图17.5　移位牙复位的临床情况。用拇指和食指垫以纱布夹住牙冠，如果使用钳子，不要夹住釉牙骨质界。用另一只手的手指支撑唇侧根端，沿牙冠长轴仅向切端方向用力牵拉以解除牙根的锁结。移动牙齿，将牙齿复位到正确的位置

(a)　　　　　　　　　　　　　　　(b)

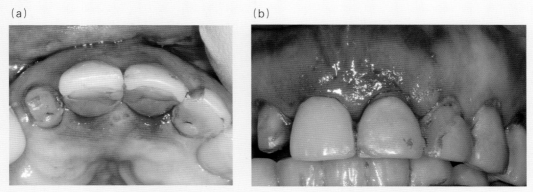

图17.6　(a)上颌中切牙重新复位后咬合面的临床情况；(b)注意后牙咬合的重新建立

(a)　　　　　(c)

(b)　　　　　(d)

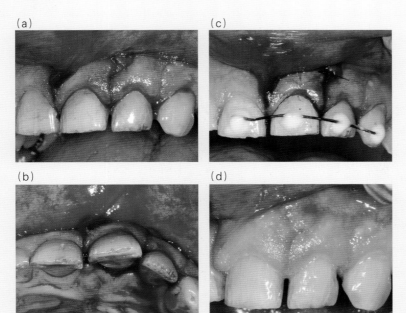

图17.7　左上颌中切牙侧方移位复位后唇侧(a)和咬合面(b)的临床情况；(c)左上颌中切牙侧方移位复位后用弹性夹板固定以及软组织裂伤缝合后的临床情况；(d)复查时注意软组织瘢痕可能与窦道混淆

定义

牙侧方移位是指牙齿向唇侧或腭侧移位，常有牙槽窝唇侧或腭侧骨壁骨折（图17.1）。

病因

牙侧方移位可由各种意外事故或人为暴力引起，约占牙外伤的11%（Borum and Andreasen，2001）。

临床检查

· 视诊可见受伤的牙齿向牙槽窝的唇侧（图17.2）或腭侧（图17.3）移位。
· 触诊根尖处可扪及牙根移位和唇侧牙槽窝隆起（图17.2）。
· 牙根尖与牙槽窝出现锁结状态，牙齿无松动。
· 叩诊有不适感，有类似于牙根发生骨粘连（替代性吸收）的高音调金属音。
· 可能出现龈沟出血或牙龈撕裂（图17.2）。
· 牙齿咬合关系可能受到影响，后牙不能正常咬合（图17.3）。

牙髓活力测试

牙髓活力测试可能无反应（Bastos et al. 2014）。
在随访过程中应反复进行牙髓活力测试。

口腔X线影像检查

建议行X线根尖片及咬合片检查。
受伤的牙齿移位，切缘与相邻的牙齿不齐。
在牙根尖区会发现透影区，这是牙根尖从牙槽窝内移出所致，而不是根周牙周炎所致（图17.4）。
CBCT检查可显示牙根尖移位及唇侧牙槽骨板断裂（图17.4）。

注意事项

牙侧方移位是一种伤及牙周膜和牙槽窝的复杂损伤。
牙根尖与牙槽窝出现锁结状态。
因此，牙齿的复位首先必须移动根尖，以解除牙根尖的锁结状态。

治疗方法

a. 行局部麻醉。

b. 用清水、生理盐水或洗必泰清洗伤口。

c. 用拇指和食指垫以纱布夹住患牙的牙冠（图17.5）。

d. 用大拇指或另一只手的手指支撑受伤牙齿的根端，可以让护士牵拉患者嘴唇以帮助观察。

e. 向牙切缘端方向用力牵拉移位牙齿，解除牙根的锁结（见18章）。

f. 如果用手指牵拉解除牙根的锁结失败，可以用钳子夹住垫有纱布的牙冠移动牙齿。注意不能夹住釉牙骨质界。

g. 如上处理，使牙齿可以移动。

h. 对垫有纱布的牙冠施加压力使牙齿复位到原来的位置并与邻牙切缘对齐（见18章）。

i. 在唇或腭侧用手指按压，复位骨折的牙槽骨板。

j. 检查患者咬合关系是否正常（图17.6）。

k. 按照20章所述，使用弹性夹板固定4周（图17.7）。

l. 缝合牙龈撕裂伤（图17.7）。

m. 拍摄X线根尖片，确认牙齿已经复位。

n. 按照21章提供术后指导。

对牙侧方移位的延迟治疗

遵循同样的步骤，但可能需要更大的拉力来复位移位的牙齿。

如果延迟时间过久，可考虑正畸矫正。

随访

建议在伤后第2周、第4周、第8周、第12周、第24周和1年时随访，行临床检查和口腔X线影像检查，此后5年内每年随访一次。

如果牙髓活力测试仍为无反应，应行根管治疗。

1年预后

约65%的病例发生牙髓坏死。

约13%的病例发生牙髓钙化。

约31%的病例发生牙根表面吸收。

约6%的病例发生牙槽骨吸收。

牙齿脱落很罕见。

如果脱位的牙齿伴有冠折，并发症的发生率将增加（Lauridsen et al. 2012）。

本章要点

· 牙齿向牙槽窝的唇侧或腭侧移位，其根尖与牙槽窝出现锁结状态。

· 最初的牙根尖透影区表明牙根尖已经从牙槽窝内移出，注意与根尖周炎鉴别。

· 复位受伤的牙齿，首先需要解除牙根尖的锁结状态。

· 弹性夹板固定4周。

· 在伤后第2周、第4周、第8周、第12周、第24周和1年随访，此后5年内每年随访一次。

（唐洪，杨凯　译）

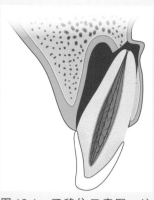

图18.1　牙移位示意图。注意移位的牙根尖在唇侧与牙槽窝出现锁结状态

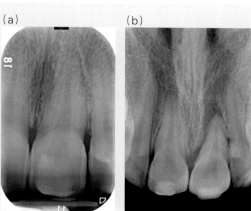

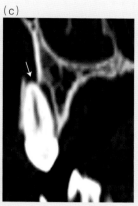

图18.2　左上颌中切牙移位的X线根尖片(a)和X线咬合片(b)表现,注意在咬合片中根尖移位更为明显;(c)牙移位的CBCT检查,显示牙根尖位于颊侧牙槽窝内壁骨折

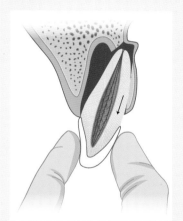

图18.3　通过向牙切缘端牵拉解除移位牙根尖锁结状态的示意图

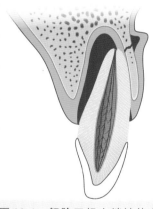

图18.4　解除牙根尖锁结状态的示意图

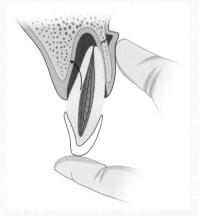

图18.5　复位移位牙的示意图

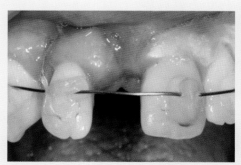

图18.6　陈旧性移位的右上颌侧切牙未获得复位,导致邻近的中切牙修复时近远中间隙不足

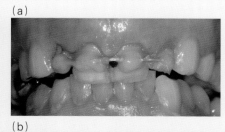

图18.7　(a)陈旧性腭向移位的上颌中切牙未获得正确复位,在受伤的位置用夹板固定,注意由于移位的中切牙早接触导致后牙没有接触;(b)拆除固定的夹板,复位上颌中切牙到正确的位置后重新用夹板固定,使后牙的咬合得以恢复

63

牙移位损伤的特点

牙移位损伤导致牙齿从牙弓内的自然位置移位。这种牙齿位置的改变，往往会导致牙槽骨和牙周膜的相关损伤（图18.1）。

由于力的大小和方向不同，牙体硬组织和软组织都可能被撕裂或折断，也可能发生挫伤或压缩性损伤。例如，牙侧方移位可能会导致牙根腭侧牙周膜撕裂以及颊侧牙槽窝骨壁折断或压缩性损伤。对于口腔医师来说，重要的是了解损伤的性质，因为损伤的后遗症很可能会随着时间的推移而表现出来（图18.2）。

挤压伤

牙周膜

因外来压力或暴力损伤引起的牙侧方移位和牙挫入会导致牙周膜细胞受到明显挤压破坏。

牙根发育不完全的牙齿有可能会自然再萌，因此，无需强行拉出嵌入的牙齿，以避免在复位过程中造成进一步的伤害。

矫正复位可能会减少创伤，但口腔医师和患者需要考虑矫正治疗的持续时间，是数月或是数年。

牙髓

对于牙根发育完全的牙齿，其牙髓的神经和血液供给会受到破坏，在随访期间可能需要进行根管治疗。对于牙根发育不完全的牙齿，牙齿的正确复位更有利于牙髓血运重建及牙根继续生长。

分离伤

牙周膜

分离伤的愈合是持续进展的，但是愈合的速度与牙齿的正确复位有关。复位越准确，分离伤的愈合过程越快。

如果牙根表面已经被唾液污染，且牙齿没有正确复位，那么牙根表面的附着将会丧失。

牙髓

牙齿的正确复位与牙髓血运重建和牙根形成有直接关系。对于牙根未完全形成的牙齿，牙齿正确复位后其牙髓血运重建的可能性更大。在年轻恒牙中，有活性的Hertwig上皮根鞘为牙根的继续发育提供了更大的潜力。

治疗方案

治疗目标是：

- 实现最佳的复位。
- 促进损伤的自然愈合。
- 恢复功能和美观。

不理想的复位更有可能导致长期并发症。

复位

a. 行局部麻醉。

b. 用清水、生理盐水或洗必泰清洗伤口。

c. 用拇指和食指垫纱布后夹住受伤牙齿的牙冠。

d. 沿牙冠长轴向牙切缘端方向牵拉移位的牙齿，解除牙根的锁结状态（图18.3）。

e. 如果手指牵拉操作未成功，可以用钳子夹住垫有纱布的患牙牙冠。

f. 注意不能夹住牙冠的釉牙骨质界。

g. 当牙根尖解除锁结状态后，牙齿就可以移动了（图18.4）。

h. 牙冠表面垫以纱布，对牙冠施加压力的同时在牙根处施加压力，使牙齿复位到原来的位置并与邻牙对齐（图18.5）。

i. 用手指按压骨折的牙槽窝，复位骨折的牙槽骨板。

j. 检查患者咬合是否正常。

不适当的或延迟的复位

当牙移位的治疗时间延迟时，牙周膜和分离损伤间隙内的出血或血凝块使准确复位更具挑战性。

在移位牙复位过程中，还会发生进一步的微创伤。因此，如果治疗时间严重延迟，牙齿的美观和功能没有问题，就不必对移位的牙齿进行复位，以免进一步损伤牙髓和牙周组织。

移位的牙齿未获得正确的复位会导致邻近牙齿的修复空间不足（图18.6）或咬合紊乱（图18.7）。

并发症

牙周膜和牙骨质的分离伤的预后好于挤压伤的预后。

长期并发症包括牙颈部外吸收、替代性牙根外吸收、炎症性牙根内吸收和牙髓坏死。

这些情况的发生有可能与初期急诊治疗的及时性和有效性不足直接相关。

Dental Trauma at a Glance

本章要点

- 牙根尖与牙槽窝出现锁结状态，牙齿不能轻易地重新复位。
- 牙移位的预后取决于损伤的严重程度及治疗的合理性和及时性。
- 分离伤比挤压伤预后更好。

（唐洪，杨凯 译）

66

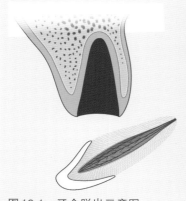

图 19.1　牙全脱出示意图

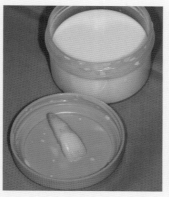

图 19.2　牙齿泡在牛奶中运输的示例

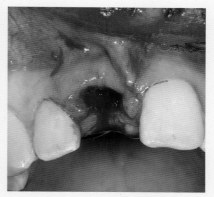

图 19.3　右上颌中切牙全脱出示意图

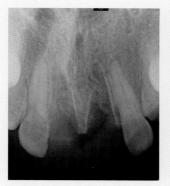

图 19.4　X 线咬合片显示上颌中切牙全脱出后颊侧牙槽骨板骨折

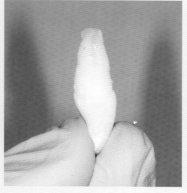

图 19.5　仅抓住牙冠

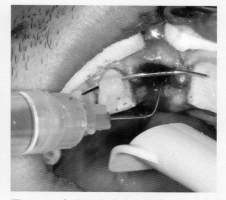

图 19.6　生理盐水冲洗牙槽窝

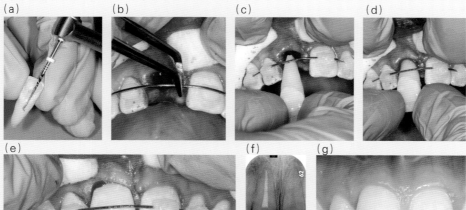

图 19.7　(a)为了节省时间,根管治疗由第二名口腔医师在口腔外完成;(b)同时将夹板放置在口腔内,以备根管治疗完成后使用;(c)(d)全脱牙复位;(e)确定咬合,并将全脱出的牙固定在夹板上;(f)X 线根尖片确认复位和根管治疗情况;(g)右上颌中切牙全脱出治疗 4 周后

定义

牙全脱出（或称牙撕脱伤）是指牙齿完全脱离出牙槽窝（图19.1）。

病因

牙全脱出可由各种事故、运动损伤和人为暴力所引起。牙全脱出约占牙外伤的0.5%～3%（Andersson et al. 2017）。

注意事项

牙全脱出是一种严重的牙外伤，其预后与治疗的及时性密切相关。如果牙齿没有在60分钟内（口外干燥时间）再植或储存在合适的储存介质中，其预后极差。

对患者的紧急建议

a. 检查脱落牙是否为恒牙，乳牙不需再植（Fouad et al. 2020）。

b. 拾起牙齿时，只接触牙冠，避免接触牙根。

c. 如果牙根表面有污物，用牛奶、盐水或患者唾液冲洗。

d. 轻轻地将牙齿放回牙槽窝，然后咬一块手帕。

e. 如果不能将牙齿放回牙槽窝，则按照优先顺序将牙齿储存在装有牛奶（图19.2）、Hanks平衡盐溶液、唾液、盐水或清水的容器中（De Brier et al. 2020）。

f. 立即到牙科进行紧急治疗。

临床检查

视诊发现牙齿不在牙槽窝内。

牙槽窝内可能有骨碎片或血凝块存在（图19.3）。

全脱出的牙齿会有一个成熟闭合的根尖孔。

口腔X线影像检查

建议进行X线根尖片和咬合片检查。如果未发现牙齿影像，就可以排除严重的牙挫入。

牙槽窝空虚。

牙槽窝骨壁可见骨折线（图19.4）。

治疗方案

1. 到达诊所前已将牙齿复位至牙槽窝内

a. 将牙齿保留在原位。

b. 用生理盐水、清水或洗必泰清洗患处。

c. 通过临床和影像学确认受伤牙齿复位到正确的位置，并且没有其他伴随损伤。

d. 如果牙齿位置不正确，在受伤后48小时内应考虑重新复位。

e. 使用弹性夹板（见20章）固定两周。

f. 缝合所有牙龈撕裂伤。

2. 牙齿离体时间（口外干燥时间）小于 60 分钟

在询问病史和进行临床检查时，应将牙齿保存在储存介质中。牙齿再植步骤如下：

a. 仅抓住牙冠，用生理盐水冲洗牙根表面（图19.5）。

b. 行局部麻醉，局部麻醉时最好不使用血管收缩剂（Fouad et al. 2020）。

c. 用生理盐水清洗牙槽窝及其四周区域（图19.6）。

d. 如果有牙槽窝骨折妨碍牙齿复位，则骨折复位时要轻柔施力。

e. 用手指轻轻按压将全脱出的牙齿复位。

f. 检查咬合。

g. 通过临床检查和口腔X线影像检查确认受伤牙齿复位到正确的位置，并且没有伴随其他损伤。

h. 使用弹性夹板（见20章）固定两周。

i. 缝合所有牙龈撕裂伤。

3. 牙齿离体时间（口外干燥时间）长于 60 分钟

此时牙周膜细胞已坏死，但仍建议再植，再植步骤同上（图19.7）。

术后护理

除了21章所述的术后护理外，还应注意以下几点：

1. 推荐用阿莫西林进行抗感染治疗。多西环素是一种替代药物，但由于存在牙内染色风险，应避免在牙齿发育阶段使用。

2. 确认患者的破伤风免疫接种情况。

3. 两周内开始牙髓治疗（Fouad et al. 2020）。

随访

根管治疗期间应给予短时间的抗生素药物治疗，以减少牙根吸收并发症。

建议在伤后第2周、第4周、第8周、第12周、第24周和1年时随访，此后5年内每年随访一次，行临床检查和X线检查。

如果发生牙根替代性吸收，受伤的牙齿会随着患者年龄的增长发生低咬合，因此需要考虑后续修复的问题。

离体时间小于60分钟牙全脱出的1年预后

大约68%的病例发生牙根替代性吸收。

大约21%的病例发生牙根炎症性吸收。

大约7%的病例发生牙槽骨吸收。

牙齿脱落的发生率会随着时间的推移而增加，3年后其发生率会增加14%。

如果牙齿离体时间大于60分钟，这些并发症的发生率会增加（Pohl et al. 2005）。

本章要点

- 仅抓住牙冠，避免接触牙根。
- 全脱出的牙齿应立即再植。
- 如果没有立即再植，必须将牙齿放在合适的储存介质中，如牛奶中。
- 无论牙根发育如何和牙齿离体时间多长，都应将牙齿重新再植。
- 根管治疗最好在伤后2周内开始。
- 密切观察低咬合和后续修复是必不可少的。

（唐洪，杨凯　译）

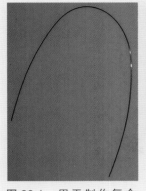

图20.1 用于制作复合钢丝夹板的0.4 mm圆形不锈钢正畸钢丝示例图

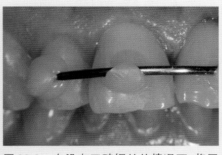

图20.2 在没有正畸钢丝的情况下,将回形针的一部分用作复合钢丝夹板

图20.4 钛网外伤夹板示例图。在更严重的损伤中伴有相邻的牙缺失或牙列排列不齐时非常适用

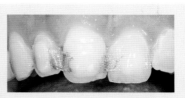

图20.3 复合树脂夹板固定受伤的上颌中切牙。然而,复合树脂夹板是刚性的,也很难被去除

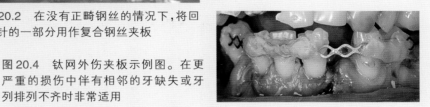

(a) 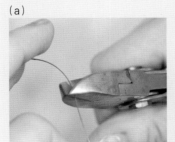 (b) 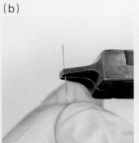 (c)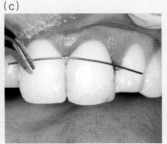

图20.5 修剪(a)和弯曲(b)正畸不锈钢丝至合适的尺寸和弓形(c)

(a) 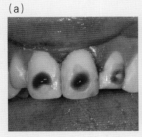 (b) 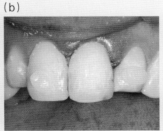 (c) 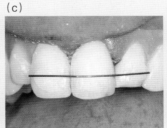 (d)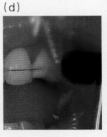

图20.6 (a)对受伤的左上颌中切牙及两侧牙齿进行酸蚀;(b)在邻近的非受伤前牙上涂复合树脂材料;(c)将预先弯曲的不锈钢丝在无额外外力下嵌入复合树脂材料中;(d)光固化复合材料

(a) 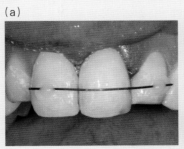 (b) 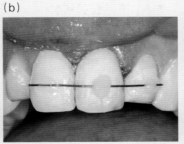 (c)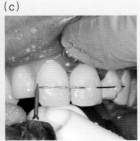

图20.7 (a)在不锈钢丝顶部涂复合树脂材料并固定;(b)检查受损牙齿的位置,并应用复合树脂材料将牙齿固定在钢丝夹板上;(c)修剪多余的复合树脂材料和金属丝,使患者更加舒适

夹板是一种由刚性或弹性材料制作而成的装置，用于固定或限制身体某部位的活动或移位。对于大多数牙外伤，推荐使用弹性夹板固定。这是因为坚固固定对受伤牙的牙周和牙髓愈合有不利影响（Borssénet al. 2002；Wong and Kolokotsa，2004）。有研究表明，弹性夹板固定有利于牙周组织的重建并减少牙根替代性吸收的可能（Borssénet al. 2002）。此外，延长夹板固定时间会对愈合带来不利的影响（Borum and Andreasen，2001）。

夹板固定的适应证

- 外伤牙齿的固定。
- 增加患者舒适度。
- 防止咬合创伤。
- 促进愈合。

禁忌证

- 牙齿没有重新复位。
- 外伤邻牙不能提供固位条件。

弹性夹板的优点

- 易于弯制。
- 无需施加额外的力。
- 水平和垂直方向都有弹性。
- 对口腔软组织无刺激性。
- 易于拆卸。
- 卫生美观。

　　复合钢丝夹板能满足上面大多数条件。因此，它可以被选作弹性夹板使用。如果有可能，应使用直径约为 0.4 mm 的圆形正畸不锈钢丝（图 20.1）。有时如果无法获得理想的材料，则可以使用其他材料夹板替代（图 20.2）。

替代夹板

- 复合树脂夹板（图 20.3）比复合钢丝夹板更美观，然而它是刚性材料，很难去除，可能会导致进一步的并发症。
- 钛夹板（图 20.4）是 0.2 mm 厚的钛网，使用时很容易操作，特别是用于相邻牙缺失或牙列排列不齐。然而，它比复合钢丝夹板要贵得多。

· 直径为 0.13 ~ 0.25 mm 的尼龙钓鱼线。

夹板固定的并发症

· 拆除夹板时损伤牙釉质——因此，不建议使用粘结剂。

· 美学——这是为了长期疗效而做出的短期让步。

夹板固定的方法

a. 用手指或钳子复位受伤的牙齿，注意不要抓住牙齿的釉牙骨质界（见 18 章）。

b. 检查确定咬合关系正确。

c. 将选择的钢丝剪成大致需要的长度，并用钳子或镊子弯曲成牙弓大致的弓形（图 20.5）。

d. 夹板固定应包括所有受伤的牙齿以及两侧的一颗非受伤牙齿。

e. 夹板弯制时应与牙弓弧度匹配，粘合时不对外伤牙施加额外外力，否则会对牙齿产生额外的矫正力。

f. 对要用夹板固定的牙齿进行酸蚀。注意不需使用粘结剂，因为这样会使拆除夹板时的难度加大（图 20.6）。

g. 将复合树脂材料涂在未损伤的牙齿上。

h. 在不施加额外外力的前提下轻轻将钢丝插入复合材料中，然后进行光固化（图 20.6）。

i. 在钢丝上涂少量复合树脂材料，并进行光固化使其固定（图 20.7）。

j. 再次检查受伤牙齿的位置是否正确，并检查患者的咬合关系是否正确。

k. 对位置和咬合关系确认正确后，将复合树脂材料涂在受伤的牙齿上，并在无额外外力下固定在钢丝夹板上（图 20.7）。

l. 修剪多余的复合树脂材料或夹板（图 20.7）。

本章要点

· 确保恢复咬合关系。

· 夹板固定时必须无额外外力。

· 不需要使用粘结剂。

· 参考 22 章，了解夹板的固定时间。

（唐洪，杨凯　译）

21 | 术后指导

为了促进良好的愈合和避免感染，在牙齿损伤后遵循术后指导很重要（Bourguignon et al. 2020；Levin et al. 2020）。

缓解疼痛

在术后的早期阶段可服用止痛药，如分散型扑热息痛。

在术后的前24小时内，建议按照说明书的每日剂量服用非甾体类抗炎药物，如布洛芬。可以在紧急治疗后立即开始使用，最好是在局部麻醉效果消失之前开始使用。

如果对非甾体类抗炎药物有禁忌证，可以按照说明书建议的每日剂量服用扑热息痛。

24小时后，如果需要可继续服用止痛药物。

肿胀

如果出现面部肿胀，可对肿胀部位进行冷敷，每次冷敷10分钟。

软质饮食

在牙外伤后的前14天，应进食软质食物。这意味着不吃硬的食物，但并不一定是流质饮食。

太热或太冷的食物会导致牙齿敏感，应避免进食。

口腔卫生

每天用小的柔软的牙刷或单毛刷清洁牙齿、牙龈和夹板2~3次。

每天用洗必泰漱口水漱口2次，特别是出现肿胀或撕裂伤导致无法用牙刷机械性去除菌斑时。

润唇膏

对于伴有口唇撕裂伤或擦伤者，可以使用润唇膏或凡士林防止干燥。

抗生素

处方类的抗生素只适用于牙脱出损伤，通常使用阿莫西林。多西环素是一种替代药物，但由于存在牙内染色风险，应避免在牙齿发育阶段使用。

破伤风

如果牙外伤部位与土壤有接触或者是牙脱出后掉在地上，牙齿复位后，患者不仅需要注射破伤风抗毒素，还应行破伤风加强剂注射。

夹板松脱

如果固定的夹板出现松动或脱落，应立即就诊行夹板重新固定。

预防

在康复期内，应避免所有与损伤部位有关的运动。

随访

应该遵照口腔医师建议的时间进行随访。一般需在伤后第2周、第4周、第8周、第24周和第52周时随访，此后的5年每年进行随访一次。

重要的是要尽快发现任何影响愈合的并发症，以便及时处理。

（唐洪，杨凯　译）

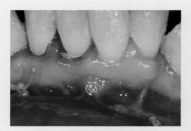

图 22.1　裂伤愈合的临床表现，缝线仍在位，注意与窦道混淆

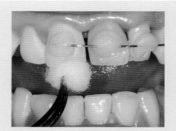

图 22.2　右上颌中切牙随访时用 Endo – Frost™（Coltene）行牙髓活力测试

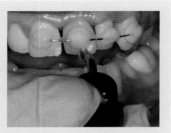

图 22.3　左上颌中切牙随访时行牙髓电活力测试

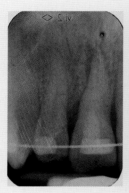

图 22.4　右上颌中切牙的 X 线根尖片，根尖周透影区并不表明是根尖周疾病，而是牙脱位后牙根尖位置不正

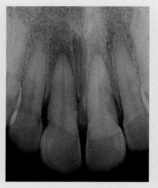

图 22.5　X 线咬合片显示牙脱位后上颌中切牙牙槽骨边缘性吸收

(a)

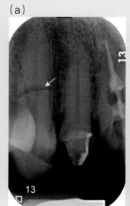

(b)

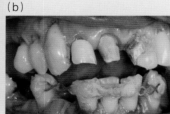

图 22.6　(a)X 线根尖片显示漏诊的右上颌尖牙的根中 1/3 处水平根折，且未行夹板固定；(b)很可能是由于患者受到其他多种严重伤害

(a)　　　　　(b)

(c)　　　　　(d)

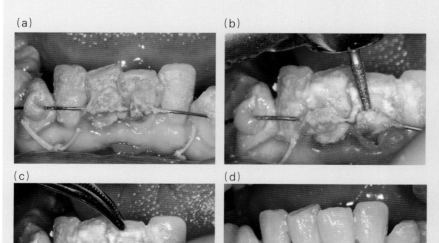

图 22.7　(a)下颌夹板固定后复查时的临床表现；(b)高速金刚砂钻去除受伤的中切牙和钢丝夹板之间的复合树脂材料，完好无损地保留了夹板的其余部分；(c)受伤的中切牙已经不受夹板支撑，可以对其进行松动度和叩诊检查。当有持续的体征或症状时，可以很容易地重新用复合树脂将牙齿固定回夹板上；(d)反之，就拆除剩余的复合树脂材料和钢丝夹板

随访

定期随访对观察愈合情况至关重要，以便能及时准确地发现并发症。

通过早期发现并发症，可以采取更为保守的方式进行治疗，这将减少对牙齿的重复治疗。

本书建议的随访时间应根据患者的具体情况灵活安排。因为有时患者不只有一处损伤，通常会有多处损伤，因此患者的随访时间应以最严重的损伤作为基础建议。

临床检查

- 视诊检查时可能会发现瘢痕——切勿将其与肿胀或窦道相混淆，因此通过临床照片来观察软组织的愈合是非常重要的（图22.1）。
- 触诊牙根尖或牙槽窝骨壁骨折处周围的牙龈有压痛。
- 伴或不伴有牙松动。
- 叩诊时牙齿可能有长时间不适，这并不是根尖周疾病的征象，很可能是牙周膜损伤的征兆。

牙髓活力测试

在建议的每次随访时间内，应对受伤的牙齿和至少一颗非受伤的牙齿进行对比测试。

- 冷测试使用Endo-Frost™（Coltene），而不用氯乙烷（图22.2）。
- 牙髓电活力测试（图22.3）

测试结果常表现出时间延迟，即早期检测结果为无反应，其后随访中出现反应，在这一反应延迟期间不能诊断为牙髓坏死。

更重要的是，与未受伤的牙齿相比，是否在数个月的复查中出现了持续性的无反应结果。

在一个时间点进行的一次诊断测试所提供的临床信息非常有限，而且可能具有误导性。因此，随访检测一系列的变化才更有价值。

口腔X线影像检查

在随访期间，建议对受伤牙和邻近牙进行X线根尖片或咬合片检查。

随访早期最常见的表现如下：

- 牙根尖位置不正，类似根尖周疾病（图22.4）。
- 短暂的根尖破坏，类似根尖周疾病。
- 边缘性牙槽骨吸收，具有自限性（图22.5）。

同样，具有多个时间点的X线片比单一时间点的X线片更具有诊断价值。

不幸的是，有的损伤由于各种原因可能会被漏诊，通过随访才被发现（图22.6）。

如果临床表现与X线片表现不一致，应进行CBCT检查。

拆除夹板

本书和其他文献推荐的夹板固定时间都不是绝对的。研究表明，牙周膜的机械功能在两周后可恢复60%，夹板固定时间不太可能影响这一点（Mandel and Viidik，1989）。

如果相邻有多处损伤，应根据最复杂的损伤作为基准来决定夹板固定的时间。

同样，在拆除夹板时，如仍有牙松动或明显不适，可延长夹板固定时间。一个很好的例子是根颈1/3折断时，由于存在牙齿松动的风险，可以将夹板固定时间延长至4个月。

因此，当需要拆除夹板时，保证一定程度的可恢复性是很有用的（图22.7）。

a. 对于受伤的牙齿，使用精细的金刚砂钻去除牙齿和夹板之间的复合树脂材料。

b. 对离开夹板支撑的患牙进行单独的松动度和叩诊检查。

c. 如果还有持续的松动和叩痛，就可以很容易地再用复合树脂材料将受伤的牙齿重新固定回钢丝夹板并再固定2周。

d. 检查受伤的牙齿，如果没有松动或明显不适，可以用金刚砂钻和碳化钨钻将剩余的夹板去除。

牙髓愈合

应尽一切努力保存年轻恒牙的牙髓。偶尔在挫入性损伤中，根尖处牙髓在愈合过程中可能表现为根尖射线透射性。在短时间内，这一现象将会消失。

牙髓坏死的最重要的决定因素是移位的程度和根尖孔的大小，其次是根尖周组织的损伤程度、外部污染程度、牙本质外露和牙髓外露情况。

牙周愈合

如果损伤面积小，牙周膜有愈合的能力。如果大面积受损，则如27章和28章所述，可能发生牙再吸收。

挤压伤和脱出性损伤导致的细胞干燥是其影响因素。

由于牙周膜表面积大、敏感性强，在牙外伤后数年仍可有叩痛。

牙槽窝愈合

在发生牙移位、牙挫入、牙槽窝骨折时延迟或不成功的复位可能会导致牙槽突的边缘骨破坏。这可以通过X线检查发现（图22.5）。在严重的病例中，临床上会发现明显的牙龈萎缩。

本章要点

· 定期随访是治疗成功的关键，也是及时处理并发症的关键。

· 对正常生理和病理过程的认识将有助于口腔医师决定哪些症状和体征需要积极处理和治疗。

· 关于夹板固定的时间遵循一个总的指导原则，口腔医师应根据具体损伤的严重程度和复杂性来决定。

（唐洪，杨凯　译）

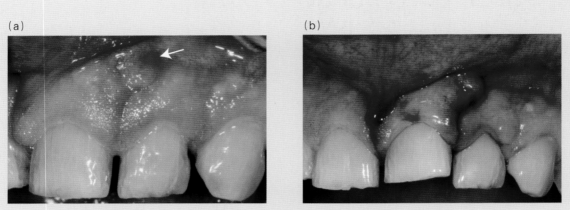

图23.1　(a)软组织裂伤愈合后,患处被误认为窦道;(b)左上颌中切牙牙外伤示例图

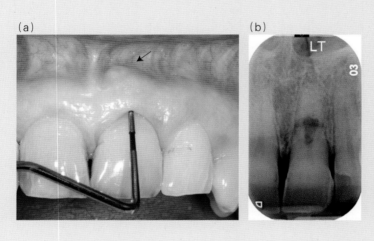

图23.2　(a)左上颌中切牙水平向牙根折,用PCP-12牙周探针可探查到根折处深度的孤立牙周袋,根管治疗无法保留患牙。箭头所示为软组织肿胀及膜龈交界处;(b)左上颌中切牙X线咬合片见根中1/3根折影像

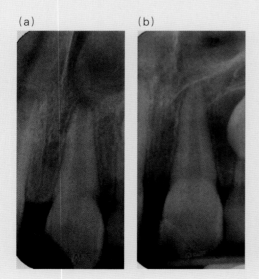

图23.3　(a)X线根尖片显示左上颌切牙釉质—牙本质冠折,根尖周透射影像提示牙根未发育完全;(b)经过一段时间的定期随访后,牙根继续形成,且没有根尖周病变发生,无需进行根管治疗

(a) (b)

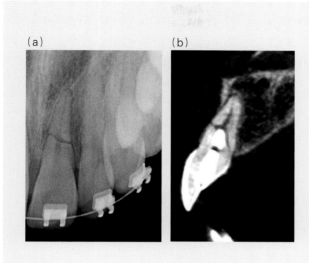

图23.4 （a）X线咬合片显示左上颌中切牙根中1/3根折，冠部牙髓坏死；（b）用生物陶瓷充填材料完成至根折线处的根管治疗

(a) (b) (c)

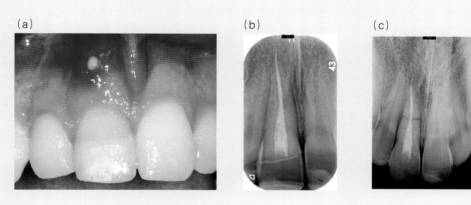

(d) (e)

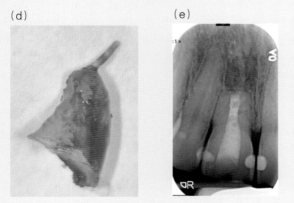

图23.5 （a）右上颌中切牙冠折露髓，并伴有膜龈交界处窦道；（b）该中切牙根管治疗后的X线根尖片，提示无根尖周病变；（c）上颌中切牙X线咬合片，提示以前遗漏的根中1/3根折是膜龈交界处窦道形成的原因；（d）显微根尖外科手术去除根尖碎片和根管填充物；（e）随访1年，右中切牙根尖片显示牙根尖完全愈合

图23.6 对脱位离体超过60分钟的中切牙进行根管治疗的临床示例。注意治疗时仅可握持牙齿的牙冠部分，该病例的治疗具有挑战性

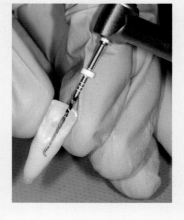

定义

根管治疗的目的是预防或治疗牙髓和根尖周疾病。牙髓坏死可能是由细菌入侵或供应牙髓的神经血管破裂引起。

外伤牙的牙髓诊断具有挑战性，基于单次检查提供的诊断信息非常有限。因此，随访的重要性不容低估，需收集纵向数据以获得更可靠的诊断（图23.1）。

临床症状

疼痛史问询要尽可能详尽。如果该项工作能有效进行，可为诊断提供强有力的依据。

临床检查

- 视诊可见牙冠变色。如25章所述，这是牙髓活力状态不良的指标。
- 根尖触诊可能会引起不适，但它能确定根尖是否肿胀。这种肿胀可能是根尖移位性损伤的表现，但也通常与根尖周病变有关。
- 窦道是根尖周病变的标志。在窦道内放置牙胶尖进行影像学检查是一种很好的窦道检查方法。
- 松动度是牙髓或根尖周健康的不良指标。松动度对骨折或移位损伤的指示性更强。
- 叩诊是对牙周膜的测试。由于几乎所有的牙外伤都涉及牙周膜的损伤，压痛或叩诊疼痛是常见的症状，但这不一定是牙髓或根尖周疾病的诊断依据。实际上，外伤后的牙齿在受伤后很长一段时间都会表现出叩诊疼痛或不适。因此，仅通过叩诊不能确定是否需要进行根管治疗，但是，牙齿叩诊可以发现叩诊音的改变，提示牙根有无替代性吸收。
- 垂直向或水平向根折的典型标志，是用PCP-12牙周探针可探查到根折处深度的孤立深牙周袋（图23.2）。
- 咬合检查可发现牙齿有移动，这种情况也可能是牙齿在咀嚼过程中的早接触导致，应结合叩诊检查判断先前是否有牙移位性损伤。

牙髓活力测试

受伤牙齿的牙髓活力测试可能在伤后3个月后才会表现为有反应。

因此，更重要的是注意在多个时间点上的结果变化，并与健康的对侧牙齿进行比较。

牙髓电活力测试与冷诊测试相结合是判断牙髓状态最可靠的指标（Chen and Abbott，2011）。冷诊测试最好采用冷藏的二氧化碳喷雾，而不是氯乙烷。

口腔X线影像检查

拍摄多个角度的X线片是必要的。若诊断不明确，应考虑CBCT检查。

通常，牙周膜的早期增宽或根尖周透射影像是根尖已经移位或未正确复位到牙槽窝的标志，而非提示根尖周病变（图23.3）。

牙槽骨硬骨板的缺失表明在损伤时发生了牙挫入或水平向根折，或其后发生了骨吸收。

诊断

建议在随访时至少有两项体征、症状或特殊检查结果发生了改变，才考虑进行根管治疗。

特殊情形

间歇用药

目前仅有少量的证据表明，长期间歇性用药可减少牙根吸收。

水平向根折

只有当折断牙根的冠状面部分牙髓坏死时才需要进行根管治疗。化学机械预备应止于根折线处，此时的充填应采用生物相容性材料完成（图23.4）。

断裂的根尖部分通常不会发生坏死，但如果坏死，应考虑根周手术或拔牙（图23.5）。

牙全脱出

如果牙脱离牙槽窝在体外干燥时间超过60分钟，可以在口外完成根管治疗，根管治疗时只能握住牙冠操作，这比牙再植后的治疗更具有挑战性（图23.6）。

根管钙化

这不是根管治疗的适应证。此外，医源性风险必须得到重视（见24章）。

牙根吸收

替代性牙根外吸收和牙颈部外吸收不是根管治疗的适应证（见27章和28章）。

本章要点

· 随访更能体现出体征或症状的变化，这对于做出正确诊断至关重要。

· 应与健侧牙齿进行比较。

· 叩痛并不一定是根尖周病变的标志，无论是否进行根管治疗，叩痛在外伤牙中都会持续存在。

· 根尖周透射影像可能是根尖从牙槽窝移位所致，而不是根尖周病变的表现。

· 至少应出现两种体征、症状或特殊检查结果发生改变才考虑进行根管治疗。

（王萍，郑成燚　译）

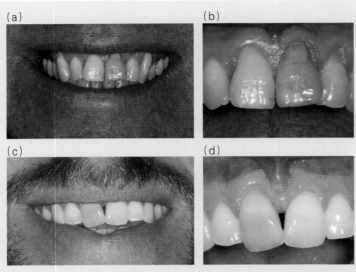

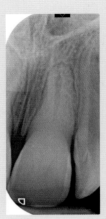

图24.1 钙化变色牙临床实例：(a、b)左上颌中切牙口外及口内观；(c、d)右上颌中切牙口外及口内观

图24.2 左上颌中切牙X线根尖片显示冠髓钙化，根尖部牙髓可见，根尖周组织外观正常

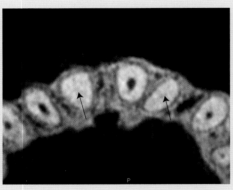

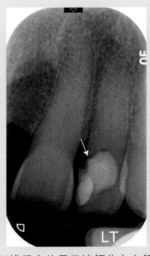

图24.3 钙化的右上颌侧切牙和左上颌中切牙CBCT影像。注意切牙根管直径的差异。箭头所指为未闭的根管，这个根管在牙根中心，而不是偏向一侧

图24.4 X线根尖片显示该钙化左上颌侧切牙在根管治疗过程中出现牙体组织过度缺失和穿孔的，根尖周组织外观正常表明没有根尖周病变

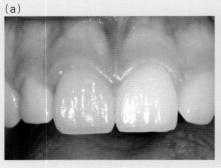

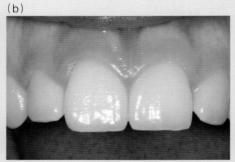

图24.5 (a)右上颌中切牙钙化漂白前的临床表现；(b)右上颌中切牙漂白后的颜色变化

定义

牙髓钙化或根管闭锁是指牙体硬组织在根管内沉积，导致临床牙冠变黄（图24.1）（McCabe and Dummer，2012）。

病因

牙外伤可导致根管钙化，破坏牙髓神经的血管供应。损伤越严重，根管钙化的可能性越大。

在根管系统中发现的钙化不同于发育不良的第二期、第三期牙本质以及牙骨质。根管系统中没有炎症成分。

在牙外伤发生3个月后，可以明显看出牙齿变色现象。

发病率

约4%～25%的外伤牙表现出根管钙化的迹象。最常见的是伴有脱位性损伤或牙根发育不成熟的牙齿。

最常发生的牙齿是上颌切牙。

经过21年的随访（McCabe，2011），7%～27%（平均11%）的根管钙化患牙会出现根尖周病变。如果牙齿在受伤时根尖发育成熟，则这种情况更有可能发生。

临床表现

- 伴有根管钙化的牙齿一般无症状。
- 由于临床牙冠牙硬组织增厚，视诊发现受伤牙齿颜色更黄，透明度丧失，色调更暗。
- 触诊通常无根尖压痛。
- 叩诊通常没有叩痛感。
- 牙齿松动度在正常生理范围内。

牙髓活力测试

根管钙化越严重，釉质表面与髓腔之间的距离越远，反应越弱。

这并不表明牙髓坏死，虽反应减弱但仍然有反应。

采用正确的冷测试非常重要，不建议使用氯乙烷，因为它不能产生足够冷的温度。

口腔X线影像检查

推荐拍摄两种不同角度的X线根尖片。

根管系统部分或完全消失，X线片表现为牙本质（图24.2）。

这并不是说根管间隙不透光，只是常规X线片不够敏感，无法发现。

根尖周无放射性透光的迹象。

进一步的三维成像在治疗时是有用的，如CBCT小视野成像（图24.3）。

注意事项

牙体增厚是导致牙齿颜色变化和牙髓测试反应灵敏度降低的原因。

漂白对这些变色牙齿有一定的改善效果，牙髓钙化不一定需要进行根管治疗。

如果需要进行根管治疗，则存在医源性损伤的风险，包括过多的牙体组织缺失、穿孔和器械折断（图24.4）。

治疗方案

密切观察

不需要进行牙髓治疗。

漂白

通过一段时间的漂白可以改善变色牙齿的颜色（图24.5）。

修复

可以考虑直接修复或间接修复，但应在选择美学效果与牺牲牙体组织的生物代价之间平衡。

根管治疗

只有当患者有症状或有23章所述的根尖周病变的影像学征象时，才需要进行根管治疗。

无论影像学上的根管大小如何，临床上都会出现管腔未闭的情况。

根管系统位于牙根中部的釉牙骨质界水平。

应在舌隆突的切缘进入髓腔，以获得更好的视野和轴向通路。

钙化的牙体组织与牙本质呈不同的颜色。

有光源和放大功能的牙科手术显微镜有助于根管定位。

一旦进入根管，需要格外小心，不要形成台阶、堵塞或造成根尖移位。

预后

根管钙化对牙齿稳固性影响不大，牙髓的20年存活率约为84%。

本章要点

· 牙齿颜色变化不是反映牙髓状况的可靠指标。

· 单纯根管钙化不是根管治疗的适应证。

· 牙齿颜色变化可以通过漂白来改善。

（王萍，郑成燚　译）

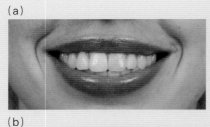

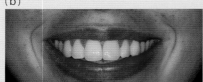

图25.1 牙髓钙化(根管闭锁)的临床病例。(a)左上颌中切牙活髓漂白术前观;(b)术后观

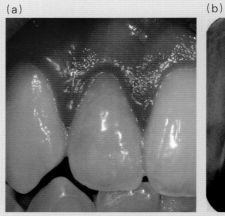

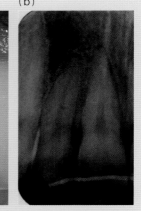

图25.2 (a)右上颌侧切牙在牙外伤后不久发生红色变色,表明有髓腔内出血;(b)正常的右上颌侧切牙X线根尖片

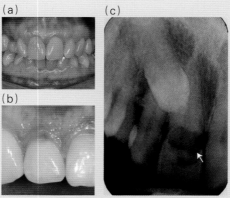

图25.3 牙颈部外吸收粉红色变色牙的临床病例。(a)右上颌中切牙;(b)右上颌侧切牙;(c)右上颌中切牙颈部吸收病变的X线根尖片

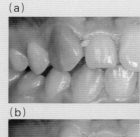

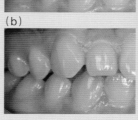

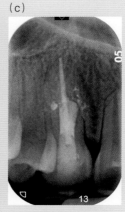

图25.4 (a)右上颌尖牙MTA充填后的变色牙示意;(b)内外漂白后颜色改善;(c)右上颌尖牙MTA修复后吸收的X线片表现

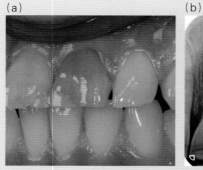

图25.5 (a)左上颌中切牙因既往根管治疗而变色;(b)左上颌中切牙X线根尖片显示充填欠佳

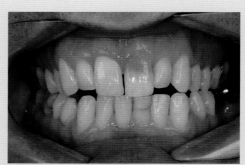

图25.6 左上中切牙外伤导致牙髓内出血和部分变色

定义

牙变色被描述为牙齿的色调、颜色或半透明性因任何原因而发生改变。牙齿的变色或染色可以通过两种方式发生：

- 内源性变色是由牙齿结构内部的变色引起。
- 外源性变色是由牙齿外表面的染色引起。

病因

导致牙齿变色的原因很多，变色的类型也很多。

本章将重点讨论牙外伤导致的变色、治疗方案和长期并发症（Krastl et al. 2013）。

内因

黄色/棕色

高达25%伴有牙外伤史的牙齿发生根管钙化（图25.1）。这是因为牙外伤后牙髓体积减小，牙本质体积增大，牙本质体积的增加影响了牙齿的光学特性，引起黄色的牙本质变色。

由于这不是牙髓坏死的指标，因此不建议进行根管治疗，可持续观察或进行漂白，或行直接或间接贴面修复（见24章）（Sulieman 2008）。

红色/棕色

牙外伤可导致牙髓内的血管破裂出血，使血液成分释放到牙本质小管，引起牙变色（图25.2）。牙髓可以从这种损伤中很好地恢复，并且变色问题可以自行消退（Malmgren and Hübel，2012）。

治疗方案包括X线片检查和牙髓活力测试，以评估牙髓是否真的坏死。

粉红色

牙外伤的一个长期并发症是牙颈部外吸收（图25.3）。这会导致牙冠上出现粉红色斑点，这是由于血管病灶的范围不断增大侵蚀了牙本质。

治疗方案包括修复治疗或拔牙。在修复治疗的同时可能需要进行根管治疗。

灰色

矿物三氧化物凝聚体是一种具有优异生物相容性的材料。因此，它被用于牙折暴露牙髓或未成熟根尖的充填。然而，这种充填长期的后果是部分牙由于铁含量增加而发生灰色改变（Krastl et al. 2013）。

治疗方案包括漂白（图25.4）或直接/间接修复，以掩饰颜色的改变（Setien et al. 2008）。

黑色

在牙髓损伤严重而后续根管治疗不理想时，由于不恰当的化学或机械方法和冠方封闭不严，牙髓和出血残留物相结合形成生物膜，可引起严重的黑色改变（图25.5）。

为防止牙冠出现严重的黑色改变，根管治疗时推荐使用次氯酸钠溶液冲洗根管，并进行严密的冠方封闭（图25.6）。如果需要进一步改善牙齿颜色，漂白是一种效果良好的微创方法。

外因

棕色

牙外伤后连续使用氯己定漱口液1周会导致牙釉质外表面形成棕色染色。当不再需要使用氯己定漱口液，并且恢复正常刷牙后，这种情况就会停止。

这种外部染色的处理方法很简单，可以采用刮治或抛光处理。

注意事项

牙齿变色是反映牙髓状态的不良指标，但不宜单独作为根管治疗的指标。

本章要点

· 在做出牙髓坏死的诊断之前，应做进一步的特殊检查。
· 牙齿变色并不总是与牙髓活力的丧失相一致。
· 延长漂白时间是一种微创的治疗方法，可以在没有不良反应的情况下显著改善外观。

（王萍，郑成燚　译）

(a)

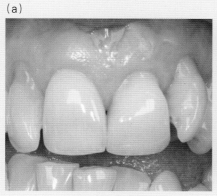

(b)

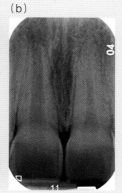

图26.1 （a）偶然发现右上颌中切牙根尖开放；（b）X线根尖片显示易发生根折的薄根管壁和大口径的根尖

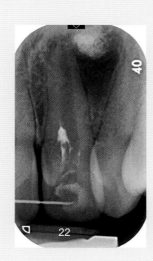

图26.2 左上颌侧切牙X线根尖片显示根尖开放，曾多次用氢氧化钙充填，导致充填材料挤出根尖周组织

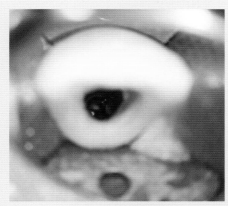

图26.3 通过牙科手术显微镜观察上颌中切牙根尖开放，顶端反光的是湿润的根尖组织。若根管不能干燥，应放置药物并延期封闭

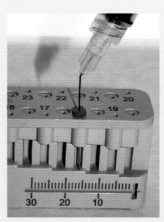

图26.4 为防止次氯酸钠被挤出，可使用比根管工作长度短2mm的侧方开孔的鲁尔锁注射器

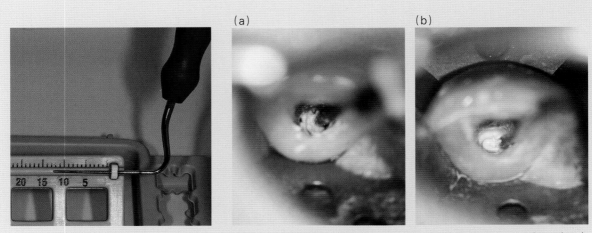

图26.5 测量充填器长度以确定根管
内放置矿物三氧化物凝聚体（MTA）的
工作长度

图26.6 根管封闭临床病例：（a）将MTA置于根管内；（b）在牙科手术
显微镜下将热牙胶置于4 mm厚度的MTA顶部

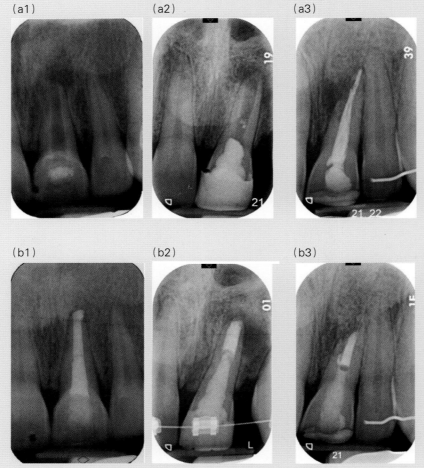

图26.7 X线根尖片示例：术前（a）和术后（b）MTA放置在未发育完成牙根的开
放根尖处。注意根尖周透光度的消退

急性处理

应尽一切努力保留牙根形态未发育完全的外伤牙的牙髓活力。因此，在可能的情况下，应尽量将其重新植入。若出现牙髓暴露，首选活髓切断术进行治疗（8章）。

延迟治疗

牙根发育不良通常是由于牙齿发育阶段的创伤造成的。根尖发育不全可能会因根尖周病变的存在而进一步加重，从而导致受损牙根的再吸收。

临床检查

由于牙髓长期坏死和根管系统发育不全，牙齿通常出现变色。此外，窦道也是常见表现，同时伴随有根尖孔开放（图26.1）。

口腔X线影像检查

- 根管壁薄。
- 根管壁向宽的根尖方向逐渐变细。
- 明确的根尖周病变。
- 治疗药物挤出根尖（图26.2）。
- 有时需行CBCT检查，以进一步了解可视化三维临床情况。

确定工作长度

- 进入根管系统并清除大部分坏死碎屑，确定工作长度。
- 根据根尖的大小和可视化程度，可以通过电子根尖定位仪确定工作长度。
- 鉴于根管的粗细程度，选择合适的根管锉，以便能够顺滑地适应根管。
- 或者，使用一个大的纸尖，并通过纸尖的末端识别水分或血液，也可以为确定长度提供进一步的依据。
- 另一种选择是使用一个大的牙胶尖，牙胶尖能够灵活地放置在根管内而不损坏管壁，通过拍摄X线片来确定工作长度，其结果更稳定。

开放根尖孔的预备

- 该预备方法在本质上主要是化学方法，其目的是通过创造流体动力学，或通过冲洗剂的溶解作用去除微生物（图26.3）。

- 主要通过使用3%～5%浓度的次氯酸钠溶液冲洗根管系统来实现。
- 冲洗注射器应侧向开孔，并在确定的工作长度上缩短2 mm以避免液体挤出损伤根尖周（图26.4）。
- 可以将冲洗液放入根管内，并用超声仪在根管壁表面荡洗，以优化生物膜的去除。
- 其他优化冲洗效率的技术包括使用Tepe牙刷清洁根管壁牙本质表面，而不是直接去除牙本质。
- 次氯酸钠溶液冲洗完成后，可用生理盐水冲洗并干燥，再进行封药或根管封闭。

根管封药

- 一旦冲洗和预备完成，口腔医师需要考虑是否需要封药。
- 如果有脓液或明显潮湿，建议使用不凝固的氢氧化钙封药。
- 如果根管内没有水分或脓液，口腔医师可以进行根管充填。

根管封闭

- 目前封闭开放根尖的方法包括使用MTA或生物陶瓷材料（Gaitonde and Bishop，2007）。
- 可使用各种设备将MTA输送到根尖（图26.5）。
- 利用各种根管充填器将MTA连续地充填在根管内，在根尖处形成至少4 mm厚的材料块（图26.6）。
- 一旦完成根尖孔上4 mm厚的封闭后，应清除其余根管壁的残留MTA，并将带封闭剂的热牙胶放置到釉牙骨质界（CEJ）以下3 mm处，并进行最终的冠部修复（图26.7）。

本章要点

- 创伤可致牙根发育停止，导致牙本质壁薄、根尖开放和根尖周病变。
- 由于牙根未发育完全，根管和根尖孔都比较粗大，所以在根管预备和充填时会面临不同的挑战。
- MTA和生物陶瓷材料充填比传统的牙胶封闭技术更能实现最佳的治疗效果。
- 牙根未发育完全的外伤牙很脆弱，可能会导致牙根折裂。

（王萍，郑成燚　译）

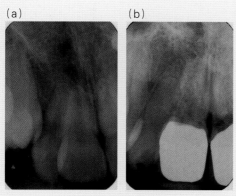

图27.1　右上颌切牙的X线根尖片：(a)牙挫入；(b)随后发展为替代性牙根外吸收。牙周膜间隙消失，牙根轮廓模糊，无透光性，呈骨小梁样结构

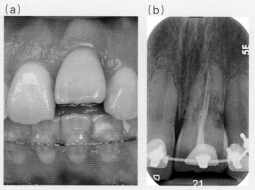

图27.2　(a)牙外伤后替代性牙根外吸收导致的左上颌中切牙低咬合和正畸力抵抗；(b)X线根尖片显示广泛的替代性牙根外吸收和牙颈部外吸收

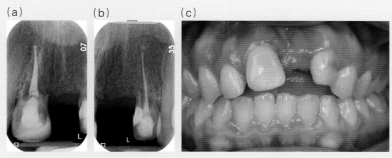

图27.3　右上颌中切牙(a)和左上颌侧切牙(b)的X线根尖片。患牙既往有根管治疗史，但对替代性牙根外吸收无影响。左侧切牙牙根几乎完全被骨替代，这对于未来的牙种植是有利的。(c)再吸收牙的临床表现。需要注意的关键特征：右上颌中切牙的釉牙本质折裂，缺失的左中切牙近远中修复体间隙减小以及显著的牙龈顶点差异

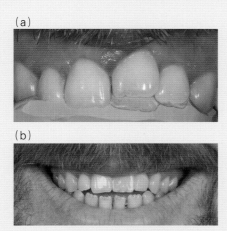

图27.4　(a)有外伤史的左上颌中切牙发生替代性牙根外吸收和低咬合。注意牙龈顶点的差异。由于患者的年龄超出了牙槽骨明显生长的年龄点，不太可能发生进一步的低咬合，切缘可以用复合树脂进行修复。(b)最终结果，良好的低微笑线掩盖了牙龈的不对称

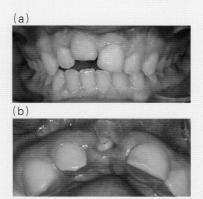

图27.5　(a)生长发育中的患者既往受伤的右上颌中切牙的临床表现，由于替代性牙根外吸收导致明显的低咬合。值得注意的是，相邻的切牙已经倾斜进入修复间隙，并且存在显著的垂直软硬组织差异。(b)中切牙截冠至CEJ水平，以保留软硬组织。这种治疗应该更早进行，以避免如此巨大的垂直硬软组织缺损，加大修复难度

定义

替代性牙根外吸收是指牙周膜、牙骨质和牙根部牙本质被牙槽骨替代（图27.1）。

病因

当牙周膜受到损伤或坏死时，牙齿会发生再吸收。最常见的情况是牙部分脱出或全脱出。破骨细胞吸收暴露的牙根部牙本质，由成骨细胞生成牙槽骨替代。这种吸收通常会持续到整个牙根被骨取代为止。

患病率

大约30%～60%的部分脱出和全脱出牙在受伤后10年会有牙根替代性吸收的迹象。在没有随访的情况下，损伤后的时间和替代性吸收的进展速度是无法量化的（Andreasen and Andreasen，1992）。

临床检查

- 替代性牙根外吸收通常无症状。
- 患牙临床牙冠正常。
- 叩诊牙齿会发出高调的金属音。
- 牙无生理性移动。
- 牙龈缘可能存在不对称性。
- 与邻牙相比，该牙的切端水平可能更偏向根尖位置，出现低咬合，也称为牙根粘连或强直。

牙髓活力测试

由于吸收发生在牙根外表面，牙髓不受影响，牙髓活力测试有反应。

口腔X线影像检查

推荐拍摄两种不同角度的X线根尖片。

没有明显的牙周膜间隙。

牙根轮廓不清晰。

根管系统的影像保持完整。

由于牙根被骨组织替代，吸收区不透光，因此吸收区呈骨小梁样。

吸收可出现在牙根表面的任何位置。

根尖周通常无透光性。

其他检查，如小视野CBCT检查可用于检查吸收的程度。

注意事项

任何治疗方式都不会终止替代性吸收。

如果牙根表面超过20%的部位发生了替代性牙根外吸收，牙齿将失去生理性移动能力，从而不被正畸力牵引移动（图27.2）。

尽管进行了根管治疗，吸收仍将继续（图27.3）。

生长发育中的患者应定期监测低咬合的迹象，以便在必要时进行早期治疗。

治疗方案

由于没有有效的治疗方法来终止替代性牙根外吸收，因此可以对患牙进行监测，直至出现以下情况（Cohenca and Stabholz，2007）：

1. 低位咬合小于2 mm

可用复合树脂对患牙切缘进行修复，以提高美观度（图27.4）。

2. 低位咬合2 mm及以上

发生严重的垂直软硬组织缺损的风险增加，这将影响受伤牙齿的后期修复。

因此，应在牙冠的釉牙骨质界下方去冠，并用修复体修复，以利于邻近支持组织正常发育，以免邻近牙齿移位至间隙中（图27.5）。

3. 出现症状

应拔除患牙，并考虑修复体修复。

4. 牙折

受影响的牙齿可根据情况进行去冠或完全拔除，并考虑修复体修复。

随访

每年或更多次地定期进行临床和X线片复查，并对原有创伤进行随访。

预后

如果替代性牙根外吸收是进行性的，则选用修复体进行替换。

本章要点

· 替代性牙根外吸收是指骨组织由牙根外表面向内进展，是对牙根结构的替代。

· X线片检查可见根管壁的影像保持完整，但牙周膜间隙将消失。

· 牙无生理活动度，敲击时的音调很高。

· 根管治疗不会使牙根外吸收停止。

· 如果发生2 mm或以上的低位咬合，应考虑行牙冠去除术，用修复体修复。

（王萍，郑成燚　译）

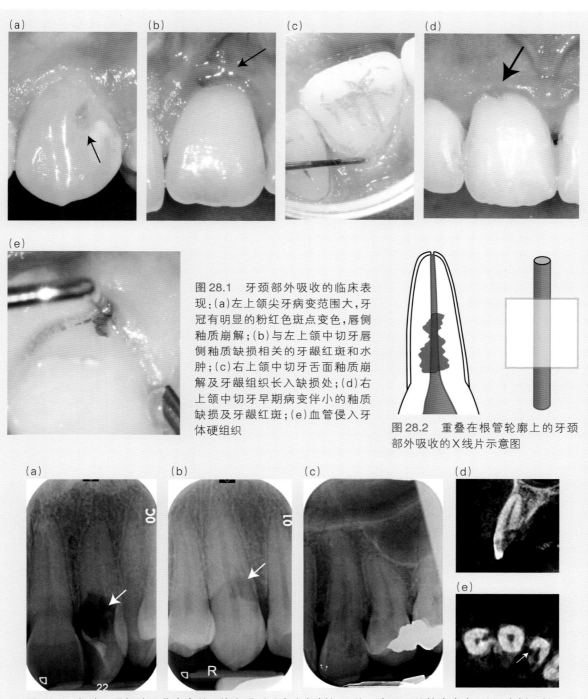

图28.1 牙颈部外吸收的临床表现：(a)左上颌尖牙病变范围大，牙冠有明显的粉红色斑点变色，唇侧釉质崩解；(b)与左上颌中切牙唇侧釉质缺损相关的牙龈红斑和水肿；(c)右上颌中切牙舌面釉质崩解及牙龈组织长入缺损处；(d)右上颌中切牙早期病变伴小的釉质缺损及牙龈红斑；(e)血管侵入牙体硬组织

图28.2 重叠在根管轮廓上的牙颈部外吸收的X线片示意图

图28.3 各种牙颈部外吸收病变的X线表现。(a)左上颌侧切牙的一个明显的较大病变，从近中侧开始，沿CEJ对称扩展，根管的影像仍然可见，根尖周无透光性；(b)影响右上颌尖牙的较小的吸收病灶，根管的影像仍然可见，根尖周无透光性；(c)一例更加广泛的牙颈部外吸收，已经影响了左上颌尖牙；(d)CBCT矢状位片显示腭侧CEJ水平处牙颈部外吸收发展至牙髓；(e)CBCT轴位片显示左上颌中切牙和右上颌侧切牙均有吸收，侧切牙的吸收明显破坏了牙髓

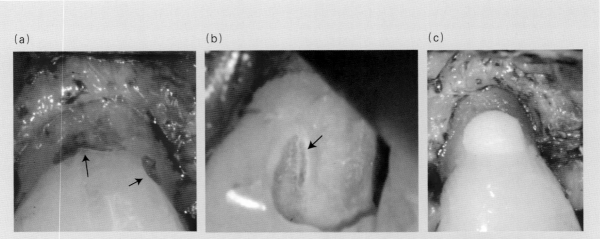

图28.4　(a)翻开黏骨膜瓣后,放大镜下的牙颈部外吸收,注意箭头处两个区域的釉质崩解和软组织侵犯;(b)吸收病灶已被机械和化学清除,前期牙本质仍完整地保护着牙髓;(c)缺损已修复和抛光,注意止血和保持根部牙本质边缘完好

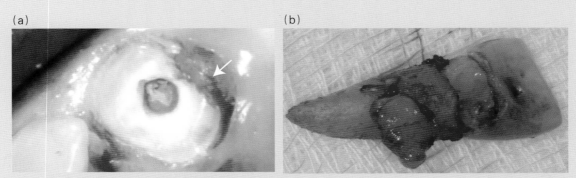

图28.5　(a)右上颌中切牙因近中面牙颈部外吸收而致冠折,注意病变的血管性质;(b)因广泛的牙颈部外吸收而拔除的上颌切牙,注意牙齿硬组织的破坏和软组织病变

定义

牙颈部外吸收是指牙颈部牙根外表面的破骨细胞对牙体硬组织的破坏。

病因

虽然牙颈部外吸收的确切病因尚不清楚,但当牙周膜和上皮下牙骨质层受损时,吸收就会发生。此时,来自相邻牙周组织的破骨细胞会附着在暴露的牙根牙本质上,开始吸收。在极少数情况下,纤维血管吸收病灶可发生骨性修复,但最常见的是吸收病灶会侵袭牙根牙本质。

发生率

在普通人群中，牙颈部外吸收的发生率较低。然而，约30%的病例有牙外伤史（Hossay，1999），牙外伤包括牙周膜损伤、牙侧方移位、牙脱出和牙挫入。最常发生牙颈部外吸收的牙齿是上颌切牙。

临床检查

- 在早期阶段，牙颈部外吸收无症状。
- 然而随着病情发展，患者可能出现牙髓炎或牙本质过敏的症状。
- 一旦出现广泛吸收病变，可观察到临床牙冠呈粉红色变色（图28.1）。
- 吸收缺损区可有孤立的牙周袋或明显的软组织长入，并伴有牙体结构缺失（图28.1）。
- 探诊时，牙根表面是很坚硬的，不像龋病的病变。由于其血管性质，病变通常会表现为大量出血（图28.1）。

牙髓活力测试

如果吸收发生在牙根外表面，牙髓尚未受影响，则有反应。

如果吸收性病损广泛，波及根管系统，牙髓可能发生坏死。

口腔X线影像检查

推荐拍摄两种不同角度的X线根尖片。

放射透光病灶由于在牙根外表面，它在不同角度的X线根尖片上的位置不同。因此，可以确定病变是在颊侧还是在腭侧。

根管系统的影像完好无损（图28.2）。

放射透光最常见于牙颈部，但放射透光区可重叠在根管系统上（图28.3）。

放射透光可沿牙髓向周围扩散，也可以沿冠方和根尖方向垂直扩散。

根尖周可能有或没有透射影像。

其他检查，如小视野CBCT，可用于检查轴向扩展的范围和入口（图28.3）。

注意事项

在对损伤牙进行复位时，要注意保护牙颈部和牙根表面，否则可能会进一步促进牙颈部外吸收。

若用镊子重新复位牙齿，须用纱布包扎后握住患牙牙冠。

牙颈部外吸收可误诊为龋病和牙内吸收。

治疗方案

如果能早期发现，牙颈部外吸收的治疗就容易得多。

务必确定吸收病灶的确切位置。

如果没有硬组织修复的迹象，可采用以下方法：

如果可暴露并易于修复，则分离黏骨膜瓣，暴露吸收性病变区直至正常牙根表面边缘，然后对吸收性病变进行机械和化学清除。

- 缺损处可以使用对水分不敏感、凝固快、易于塑形的材料修复（图28.4）。
- 黏骨膜瓣复位。
- 若在此过程中出现根管系统的破坏，则需进行根管治疗。

如果术前CBCT检查发现存在明显的牙颈部外吸收导致牙髓破坏，可以在修复治疗前进行根管治疗。

如果吸收性病变难以暴露或范围较大，则可对患牙进行中长期监测。应告知患者该牙将来很可能需要进一步治疗，例如去冠或拔出，以及进行修复体修复（图28.5）。

随访

每年进行一次临床检查和口腔X线影像检查，以及为期4年或更长时间的定期随访。

预后

尽管没有高质量的长期随访结果数据，但越早发现、病灶越小，预后越好。

本章要点

- 牙颈部外吸收具有多种显著特征。
- X线片上，根管内壁的影像完好无损，放射透光区可与根管影像重叠。
- 手术清除病灶是治疗的主要方法。
- 牙髓一般具有活力。根管治疗通常不会对牙颈部外吸收的吸收过程产生影响。

（王萍，郑成燚　译）

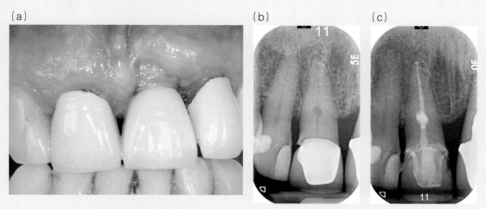

图29.1 （a）常规检查发现右上颌中切牙存在炎症性牙根内吸收；（b）右上颌中切牙X线根尖片显示根管中1/3均匀对称扩大，根管系统的影像与正常根尖周组织消失；（c）右上颌中切牙根管治疗后行冠部修复体修复的术后根尖片

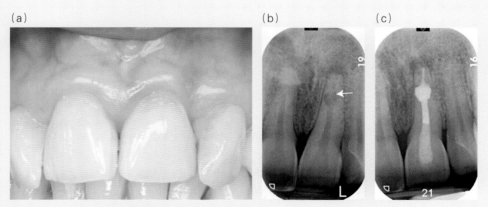

图29.2 （a）临床表现正常的左上颌中切牙偶然发现有炎症性牙根内吸收；（b）左上颌中切牙X线根尖片显示根尖1/3处根管均匀扩大，根管系统影像消失，注意根尖周的透光性；（c）左上颌中切牙根管治疗后的X线根尖片

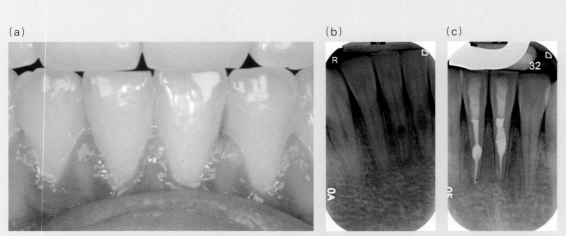

图29.3 (a)偶然发现临床表现正常的两颗下颌中切牙存在炎症性牙根内吸收;(b)下颌中切牙X线根尖片显示根管中1/3及根尖1/3处均匀扩大,根管系统影像消失,根尖周的透光性与右中切牙相关而与左中切牙无关;(c)根管治疗术后的下颌中切牙X线根尖片提示根尖周透光性降低

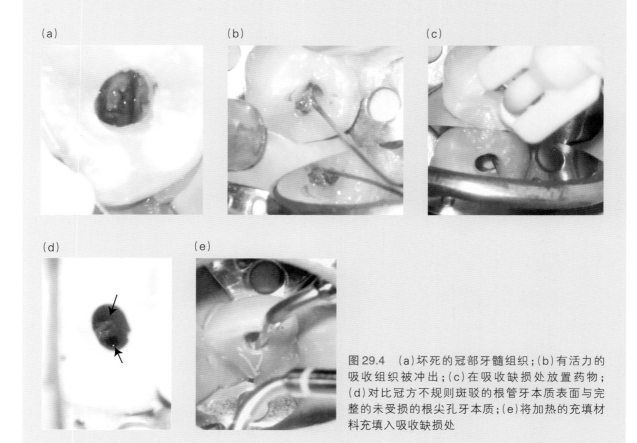

图29.4 (a)坏死的冠部牙髓组织;(b)有活力的吸收组织被冲出;(c)在吸收缺损处放置药物;(d)对比冠方不规则斑驳的根管牙本质表面与完整的未受损的根尖孔牙本质;(e)将加热的充填材料充填入吸收缺损处

定义

炎症性牙根内吸收是指炎症病灶内破骨细胞破坏根管壁的牙体硬组织。

病因

通常未矿化的前期牙本质可保护根管壁牙本质的内表面不受破骨细胞的侵蚀。然而，当前期牙本质受到物理、化学或细菌损伤后，破牙本质细胞可能会附着在根管壁牙本质上。如果这与炎症有关，根管系统的牙本质会受到不可逆的破坏。

冠部进行性损害会导致冠部牙髓坏死。相反，根尖部牙髓，包括吸收的病损，尽管存在炎症，仍具有活力。因此，病变会不断向外侧扩展，直至根尖组织坏死或进行根管治疗。

患病率

在正常情况下，只有0.01%～1%的人会发生罕见的炎症性牙根内吸收。然而，创伤是一个危险因素。牙外伤后的任何时候都可能发生炎症性牙根内吸收。

临床检查

- 在早期阶段，炎症性牙根内吸收通常是偶然被发现的（图29.1）。
- 如果吸收广泛，患者可能会出现牙髓炎或根周炎的症状。

牙髓活力测试

由于根尖处存在活髓组织，牙髓活力测试可能出现有反应，这也提示吸收范围仍将不断扩大。无反应则提示牙髓完全坏死，吸收病灶将停止进展。

口腔X线影像检查

建议拍摄两种不同角度的X线根尖片。

当透光病变从根部中心向外扩展时，病变位置不会随着光束角度的偏移而改变（图29.1）。

根管系统的影像消失，根管内形成清晰的对称的圆形或椭圆形透光影像（图29.2）。

这种情况可以发生在根管系统的任何位置（图29.3）。

根尖周可能透光也可能不透光。

如果吸收广泛，可能导致牙根完全破坏，并伴有侧面透光。

在这些情况下，进一步行CBCT检查是必要的。

注意事项

炎症性牙根内吸收是由根管内的部分活髓所致。因此，除非进行根管治疗，否则吸收仍将持续。吸收病灶越大，牙齿结构的完整性越差，发生病理性侧方穿孔的概率越高。

治疗方案

1. 应尽早进行根管治疗，并考虑转诊至相应专科进行治疗。

由于存在炎症组织和活髓，根管系统中可能会有大量出血。必须注意不要与侧壁穿孔混淆，根尖定位仪可能无法给出正确的读数。

一旦切除炎症组织和活髓，出血将停止，可见度将提高，根尖定位仪将能够确定是否存在穿孔。

如果吸收病变位于根尖部，就很难定位并进入狭窄的根尖处。

由于根管系统内部形状不规则，消毒和充填变得更加复杂。应采用辅助超声冲洗方法对改变的根管进行清创和消毒。此外，根管封药是一种好的方法。

为保证吸收病灶的三维封闭，加热垂直加压是首选方法（图29.4）。

2. 如果怀疑或确实存在穿孔，应使用矿物三氧化物凝聚体或类似的生物陶瓷材料进行修复。

3. 如果吸收病变范围广泛，破坏了牙根的结构完整性，并伴有病理性穿孔和骨缺失等并发症，则应考虑拔牙和行修复体修复。

随访

每年进行一次临床检查和口腔X线影像检查，进行长达4年或更长时间的定期随访。

预后

由于牙根内吸收很少见，目前尚无高质量的长期预后数据。放射学数据提示牙根内吸收的牙齿中期保存率在89%～90%之间。

本章要点

· 从不同角度拍摄两张X线片，牙根内吸收病变位于根管中央。
· X线片上，根管内壁的影像消失，根管边缘呈清晰的对称透光扩大影像。
· 根管治疗可防止炎症性牙根内吸收。

（王萍，郑成燚　译）

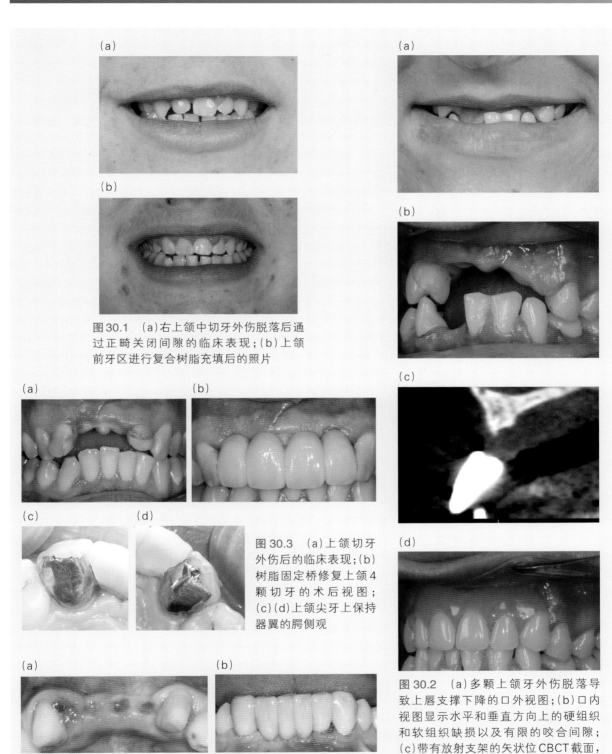

图30.1 （a）右上颌中切牙外伤脱落后通过正畸关闭间隙的临床表现；（b）上颌前牙区进行复合树脂充填后的照片

图30.3 （a）上颌切牙外伤后的临床表现；（b）树脂固定桥修复上颌4颗切牙的术后视图；（c）（d）上颌尖牙上保持器翼的腭侧观

图30.4 （a）4颗切牙外伤脱落后下颌牙槽嵴变窄的临床表现；（b）用常规固定桥替代4颗下颌切牙

图30.2 （a）多颗上颌牙外伤脱落导致上唇支撑下降的口外视图；（b）口内视图显示水平和垂直方向上的硬组织和软组织缺损以及有限的咬合间隙；（c）带有放射支架的矢状位CBCT截面，显示极有限的硬组织体积；（d）钴铬合金义齿修复软硬组织的临床视图

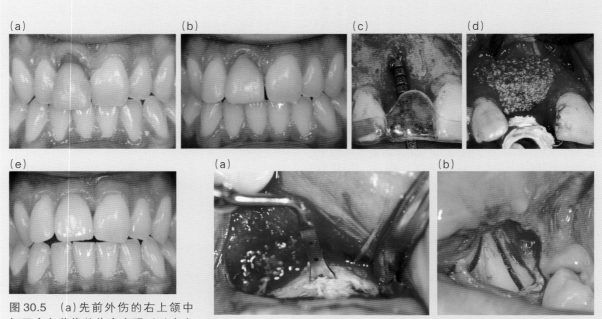

图30.5 (a)先前外伤的右上颌中切牙变色移位的临床表现。(b)右上颌中切牙正畸排齐后的术后临床观察。种植体截骨部位显示唇侧骨板缺损(c)和骨缺损(d)同时植骨的临床表现。(e)单个种植体冠修复右上颌中切牙的术后观

图30.6 供区的临床外观(a)下颌骨联合和(b)下颌骨植骨骨块来源于下颌升支的骨用于骨块植骨,以提供一个有足够骨量的受区接受种植牙

外伤后牙齿缺失的修复治疗需要对各种不同因素进行评估和管理(Alani et al. 2012)。其中着重考虑的是患者的菌斑控制情况和社会因素(如吸烟),这些将不可避免地影响牙齿和相关修复体的寿命。临床因素包括缺牙区牙槽窝内的骨存量、邻牙的健康状况、牙龈生物型和咬合情况等。患者的年龄也是要关注的方面。20多岁或更年轻的患者更有可能经历持续的上颌骨生长,因此,不太可能成为理想的种植患者(Romanos et al. 2019)。在可能的情况下,应该从一开始就考虑最微创的治疗方案。对于缺乏植入所需骨骼或年龄太小的患者,树脂粘接桥是一种理想的选择(King et al. 2015)。

间隙关闭

如果牙齿脱落,可以考虑并评估通过正畸关闭间隙的可行性。

这省去了替换义齿所需要的终身维护。

然而,基于直接复合树脂修复和/或活性漂白修饰邻牙的可行性,这可能会有美观缺陷(图30.1)。

可摘式修复体修复需要考虑的因素

- 唇部的软组织支持——必要的义齿翼缘。

- 多颗牙缺失。

- 严重的硬组织和软组织缺损，尤其是在垂直方向。

- 由于过度萌出，咬合空间有限。

- 患者倾向于避免复杂手术。

设计可摘式修复体的考虑因素

- 尽可能牙齿固位。

- 就位道。

- 间接固位结构。

- 维护牙周健康。

- 通过理想的修复体设计达到同时修复缺失的牙及牙龈组织（图30.2）。

- 支撑软组织轮廓。

树脂粘接桥需要考虑的因素

- 牙周健康。

- 基牙具有良好的粘接表面积。

- 无严重功能障碍。

- 咬合间隙和连接器大小。

     树脂粘结桥——固位翼的设计特点

- 镍铬合金厚度为0.7 mm。

- 腭部覆盖范围最大，楔状隙内180°接合。

- 考虑基牙牙体预备斜面导板与邻近桥体相连，以提高桥体的固位。

- 用50 μm氧化铝进行表面喷砂。

     树脂粘接桥的设计特点

- 卵圆形桥体为最易于清洗的设计（图30.3）。

- 牙尖交错位轻接触，侧方及前方引导无接触。

     粘接

- 必须使用不透明粘接剂。

- 需用橡胶障以保证粘接时不潮湿。

- 修复体戴入后，应指导患者使用牙线和邻面刷。

  常规固定——固定桥
- 患者评估应遵循相同的基本原则。
- 需要考虑牙体预备的生物成本和根管治疗的风险（图30.4）。

种植体植入需要考虑的因素

- 颌骨生长已完成。
- 牙周健康。
- 有理想的骨质骨量条件（图30.5），或缺牙区有足够供种植的位置（图30.6）。
- 厚龈生物型可提供最佳效果。
- 重要结构如颏神经、颏孔、上颌窦和鼻底等均不靠近预期种植位点附近。
- 无牙周病、吸烟、口腔卫生差等危险因素。
- 静态和动态咬合关系可为种植修复提供充足的空间。

持续维护

- 让患者知晓，牙齿修复体需要持续的维护和检查，并且不可避免需要更换。
- 80%的树脂粘接桥预计可以使用15年，到期可能需要更换，也可能不需要更换。
- 保守估计，1/3的种植体可能出现需要干预的并发症。

本章要点

- 前牙修复需要考虑多因素。
- 治疗计划不仅需考虑修复方法，同时也应考虑修复体寿命和未来更换的需要。
- 种植修复需要考虑软组织和硬组织因素以及患者的年龄。
- 树脂粘合桥需要最佳的粘接技术才能成功。

（王萍，郑成燚　译）

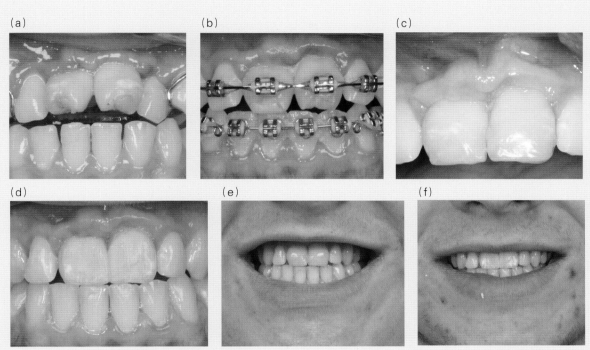

图31.1 （a）上颌中切牙早期外伤脱落，将两颗前磨牙移植到上颌中切牙的位置；（b）正畸矫正器排齐牙列和移植的前磨牙；（c）移植的前磨牙矫治术后观；（d）移植的前磨牙用复合树脂塑形为上颌中切牙，两侧上颌中切牙龈缘不对称；（e）正畸排齐；（f）用复合树脂将移植的前磨牙塑形为中切牙

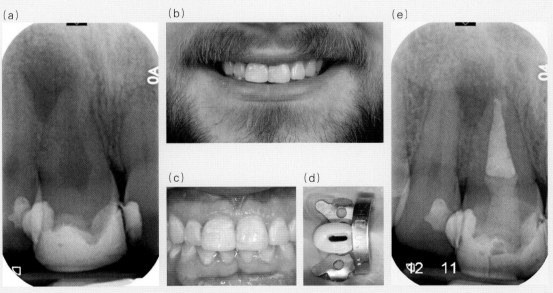

图31.2 （a）X线根尖片显示前磨牙根尖区透射影，患牙被移植至右上颌中切牙位置；（b）口外观；（c）移植前磨牙至上颌中切牙位置；（d）移植的前磨牙行根管治疗的髓腔入路临床观，注意此洞口入路做了90°旋转；（e）移植的前磨牙行根管治疗术后的X线根尖片

定义

自体牙移植是指用同一患者的另一颗未发育完全的供牙来替代口内缺失或无法修复的牙齿。

适应证

对于正在发育且可接受正畸治疗的患者，在牙外伤导致切牙全脱出或更严重损伤的情况下，可考虑自体牙移植。

优势

自体牙移植优势不言而喻，因为该方法能为后天牙齿缺失的修复、牙槽骨和软组织的维护提供一种自然的生理选择，并避免了由种植体或传统修复带来的终身维护问题。

多学科诊疗模式

需要考虑的个体因素涉及受植牙位置、供牙位置、余留牙列和修复方案的选择。因此，自体牙移植术需要多学科合作诊疗。

团队专科组成

- 儿童牙科学
- 口腔正畸学
- 口腔外科学
- 口腔修复学

评估

患者

- 身体健康。
- 治疗计划定在生长活跃期。
- 能配合完成可能存在的复杂治疗。

供牙

- 牙冠解剖外形需要符合美学效果。
- 牙根解剖形态决定了无创拔牙和供牙植入受区的难易程度。
- 未发育完全的根尖更易发生血运重建，所以牙根的发育阶段是关键因素。
- 供牙通常选择前磨牙，因为它们有助于减少潜在的牙列拥挤，常作为正畸整体治疗计划的一部分而被拔除。

受体位置

- 受体位置的修复需要从咬合间隙、近远中距离以及潜在的美学效果方面进行评估。可以通过模拟术前设计的治疗方案，在研究模型上制作蜡型，以此得到最佳的评估。
- 术区需要具备必要的骨容量以容纳供体牙根，CBCT可很好地对骨容量进行全方面评估。

预测因素

获得长期成功的关键因素是供牙的牙周膜愈合。

牙周膜愈合与牙根发育阶段、手术难易程度和受区牙槽骨状况密切相关（Kafourou et al. 2017）。

供牙在供区的移动、口外保存方式、离体时间，以及放置于受区过程中的损伤均可影响牙周膜的愈合。如果牙周膜损伤超出自我修复的能力，则会发生替代性牙根外吸收，牙齿发生低咬合，引起进一步的并发症（见27章）。

牙髓血运重建与牙根发育阶段密切相关（Kafourou et al. 2017）。然而，如果移植后牙髓血运重建失败，则可能需要进行根管治疗。

并发症

- 牙髓坏死
- 牙根发育停止
- 替代性牙根外吸收
- 根管钙化
- 感染
- 失败

自体移植牙的维护

牙冠美学

供牙移植后可直接用复合树脂增厚（图31.1）。有时对侧的天然牙齿也可能需要用复合树脂增厚以达到对称的效果。

牙龈美学

供牙很可能与邻近的天然牙形成不对称的牙龈轮廓，这与实际的牙根形态和手术有关。通常避免对牙龈的对称性进行手术纠正，除非症状非常明显且患者已经完全发育完全（图31.1）。

牙髓治疗

从长期来看，自体牙移植可能需要进行牙髓治疗。在病例（图31.2）中，需要考虑的两个重要因素是牙齿90°旋转和牙冠的塑形，这使得传统牙髓治疗的髓腔入路更具挑战性。

本章要点

- 对于处于发育期的患者来说，如果前牙出现缺失或无法修复，自体牙移植术是一种可预测的解决方案（Akhlef等，2018；Rohof等，2018）。
- 关键因素是获得牙周膜愈合。
- 供体前磨牙旋转90°，牙冠外形用复合材料塑形均会使得牙髓治疗的难度增加。

（张齐梅，郑成燚　译）

(a) 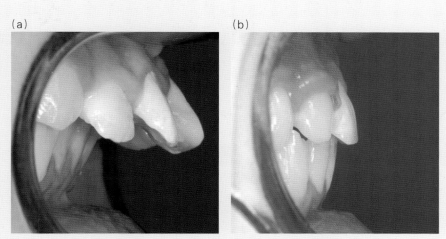 (b)

图32.1　通过正畸治疗减小深覆盖。(a)术前侧位图；(b)术后侧位图

(a) 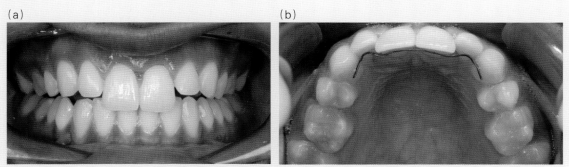 (b)

图32.2　(a)上颌中切牙部分脱出的临床表现；(b)𬌗面观显示腭侧粘接正畸保持器，该保持器能很大程度地阻止中切牙的全脱出

(a) 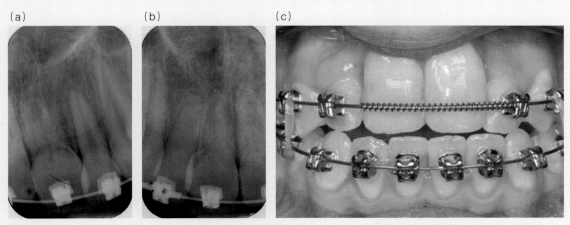 (b) (c)

图32.3　(a)右上颌和(b)左上颌中切牙挫入的X线根尖片，图中显示用正畸矫治器原位牵拉挫入的中切牙。注意中切牙切缘位置的差异，该病例缺乏完整的牙周膜以及出现明显的牙根吸收。(c)由于牵引失败，挫入牙低于咬合平面的部分行局部塑形，图中为塑形后的临床表现

(a) (b)

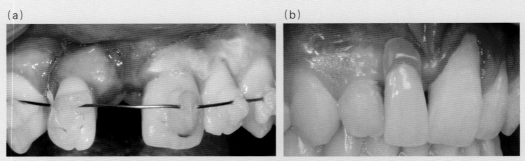

图32.4 (a)右上颌中切牙全脱出,未对部分脱出的侧切牙进行充分复位,导致义齿修复空间不足;(b)右上颌中切牙全脱出的临床观,随着时间的推移,邻牙占据义齿间隙,影响桥体的外形轮廓

(a) (b)

(c) (d)

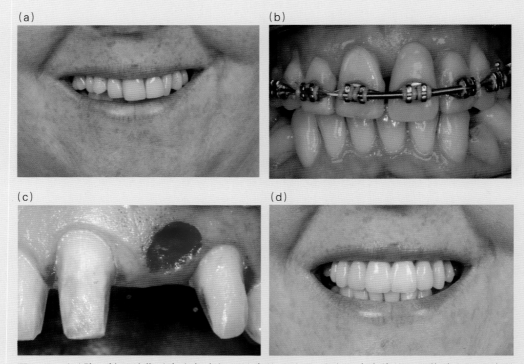

图32.5 (a)陈旧性牙外伤致左上颌中切牙缺失的口外观,注意义齿中线的明显偏移和牙冠外形的不对称;(b)口内观,正畸医生进行了扩展修复空间操作,为左上颌中切牙行义齿更换以及纠正中线偏移创造条件;(c)桥基牙的常规牙体预备;(d)术后口外观,纠正了牙齿中线及对称性,修复体就位

牙外伤通常需要多学科联合治疗。了解所有可能的治疗方案将优化治疗流程，也是治疗成功的关键。

正畸治疗可运用于诸多方面及治疗的不同阶段，这将有助于牙外伤的预防或管理。

预防牙外伤

深覆盖使牙外伤的可能性增加3倍。因此，早期发现和正畸干预Ⅱ类错𬌗伴有6 mm或以上深覆盖可以降低个体牙外伤的风险（Glendor，2009）（图32.1）。

如果覆盖增加与唇肌功能不健全（唇缺陷）有关，那么通过正畸减少覆盖可以增加软组织对上颌硬组织的保护。

关于正畸结束后应用粘接保持器可起到保护外伤牙的作用的阐述，相关文献报道很少。图32.2为上颌中切牙部分脱出，如果没有在腭侧佩戴粘接保持器，那么患牙很大可能会出现全脱出。同时，粘接保持器对脱位力的对抗可以使牙齿位移最小化。

牙外伤后应急处理

夹板固定

圆形不锈钢正畸丝（直径约为0.4 mm）因价格低廉、易操作和良好的可控性，被认为是一种理想的夹板固定材料。

另外，由于牙外伤导致粘接式麻花丝保持器损坏，此时可以重新将麻花丝扭紧后粘接，而不需要重新制作一个新的夹板。

治疗方案

正畸牵引

对于3 mm以下的轻度牙挫入，如果不能自然再萌，可以考虑行正畸牵引，使受损牙齿复位（图32.3）。

如果冠根折的根尖部分获得了成功的根管治疗，那么快速正畸牵引可以获得更多的牙本质肩领以获得可预测的修复空间。

然而，以这种方式牵引牙齿容易使牙根更偏颊侧，且需要患者的高度依从性。

自体牙移植

自体牙移植的成功需要口腔多学科协作及团队合作经验。

调整邻牙位置至缺牙部位的正畸治疗和对颊侧咬合关系的处理均是自体牙移植成功的关键。

扩展空间

图32.4显示一例中切牙全脱出和相邻侧切牙部分脱出。由于脱位牙未能准确复位，因此需要正畸治疗为此缺牙区扩展修复空间（图32.5）。

随着时间的推移和患者的生长发育，低咬合牙使得相邻的切牙向修复空间倾斜，需要正畸扩展修复空间的近远中距，以获得最终对称的美学修复（见27章）。

关闭空间

还有一种情况是牙外伤致切牙缺失留下的空间需要关闭。运用复合树脂对牙面进行塑形，通过牙龈手术修饰邻牙以提升美学（见30章）。

需要考虑一些与患者和牙齿相关的因素以决定关闭空间或扩展空间：
· 患者依从性及其自身所处的发育阶段
· 义齿的长期维护
· 美学性
· 正畸保持器

正畸相关风险

所有的正畸治疗都与牙根吸收有关，另外牙外伤本身也有导致牙根吸收的风险。促进牙根吸收的正畸因素包括（图32.3）：
· 过度加力
· 持续增长的支抗需求
· 延长治疗时间

然而，对于整体的治疗目标而言，这些风险常难以避免，因为缺乏其他更合理的替代修复方案。

患者仍然需要长期佩戴正畸保持器。

本章要点

· 纠正深覆盖可以减少牙外伤的风险。
· 正畸治疗通过优化牙齿的位置达到改善缺失牙的修复效果。
· 正畸干预必须与牙根吸收的风险增加相平衡。

（张齐梅，郑成燚　译）

附录A 恒牙折断性损伤和脱位性损伤的夹板固定时间和随访

恒牙折断性损伤的夹板固定及随访

牙折断性损伤		夹板固定时间	随访时间
	釉质裂纹	不需要	无需随访
	釉质折断	不需要	第6~8周和1年时行临床检查和口腔X线影像检查(如伴有牙移位等相关损伤,随访时间点的选择要能反映这些相关损伤的情况)
	釉质—牙本质折断	不需要	第6~8周和1年时行临床检查和口腔X线影像检查(如伴有牙移位等相关损伤,随访时间点的选择要能反映这些相关损伤的情况)
	冠折露髓	不需要	第6~8周、3个月、6个月和1年时行临床检查和口腔X线影像检查(如伴有牙移位等相关损伤,随访时间点的选择要能反映这些相关损伤的情况)
	复杂冠根折	不需要	第1周、第6~8周、3个月和6个月,其后每年1次(至少5年)行临床检查及口腔X线影像检查
	简单冠根折	不需要	第1周、第6~8周、3个月和6个月,其后每年1次(至少5年)行临床及口腔X线影像检查
	根折 根中1/3和根尖1/3	4周	第4周、第6~8周、4个月、6个月和1年,其后每年1次(至少5年)行临床检查及口腔X线影像检查
	根颈1/3	4个月	
	牙槽骨骨折	4周	第4周、第6~8周、4个月、6个月,其后每年1次(至少5年)行临床检查及口腔X线影像检查

恒牙脱位性损伤的夹板固定及随访

牙脱位性损伤		夹板固定时间	随访时间
	牙震荡	不需要	第4周及1年时行临床检查及口腔X线影像检查
	牙亚脱位	（如果需要，2周）	第2周、3个月、6个月和1年时行临床检查及口腔X线影像检查
	牙部分脱出	2周	第2周、第4周、第8周、3个月、6个月和1年,其后每年1次（至少5年）行临床检查及口腔X线影像检查
	牙侧方移位	4周	第2周、第4周、第8周、3个月、6个月和1年,其后每年1次（至少5年）行临床检查及口腔X线影像检查
	牙挫入 牙根未发育完全 牙根发育完全	不需要 4周	第2周、第4周、第8周、3个月、6个月和1年,其后每年1次（至少5年）行临床检查及口腔X线影像检查
	牙全脱出	2周	第2周、第4周、第8周、3个月、6个月和1年,其后每年1次（至少5年）行临床检查及口腔X线影像检查

（张齐梅，郑成燚　译）

附录 B　乳牙牙外伤的诊疗策略

乳牙牙外伤的一些治疗方法不同于恒牙（如下所述）。但是，乳牙和恒牙牙外伤所用的医疗设备、临床检查、诊断标准及治疗原则均相同，可以在相关章节中找到描述。

乳牙折断性损伤的诊疗策略

牙折断性损伤	诊断	治疗	随访时间	注意事项
釉质裂纹	见5章	无需治疗 术后医嘱	无需随访	消除任何可能伴发的损伤
釉质折断	见6章	磨除尖锐边缘 术后医嘱	无需随访	消除任何可能伴发的损伤
釉质—牙本质折断	见7章	用复合树脂或玻璃离子修复暴露的牙本质 术后医嘱	6~8周	消除任何可能伴发的损伤
冠折露髓	见8章	治疗方案： ·直接盖髓术 ·2 mm部分活髓切断术 ·拔髓 术后医嘱	1周、6~8周、1年	如果患者不能遵医嘱定期复诊，推荐摘除牙髓
简单冠根折	见9章	治疗方案： ·清除牙折片及修复暴露的牙本质 ·其他情况拔除 术后医嘱	1周、6~8周、1年	如果患牙出现根尖周病，则予以拔除
复杂冠根折	见10章	治疗方案： ·清除牙折片、牙髓切断术或根管治疗及修复暴露的牙本质 ·其他情况拔除 术后医嘱	1周、6~8周、1年	如果患者不能定期复诊，或患牙发生根尖周疾病，则拔除患牙
根折	见11章	治疗方案： ·冠方无移位： 　保持原样 ·冠方移位： 　复位，夹板固定4周 　仅拔除牙冠折断片，根尖部分任其自然吸收 术后医嘱	1周（如果需要，4周可拆除固定）、6~8周、1年；每年1次，直至脱落	如果患者不能定期复诊，建议拔除患牙；不要试图取出折断的根尖部分，因为这可能会损害继承恒牙的发育；如果出现根尖周病，则拔除患牙
牙槽骨骨折	见12章	移位段复位 夹板固定4周 术后医嘱	1周、4周（拆除固定）、8周、1年、6岁	复位时可能需要全身麻醉；如果出现不良的预后，如明显的根尖周病，则应转诊至儿童牙科

乳牙脱位性损伤的诊疗策略

牙脱位性损伤	诊断	治疗	随访时间	注意事项
牙震荡	见13章	无需治疗 术后医嘱	1周、6~8周	去除任何可能伴发的损伤
牙亚脱位	见14章	无需治疗 术后医嘱	1周、6~8周	去除任何可能伴发的损伤
牙部分脱出	见15章	治疗方案: 治疗取决于移位程度、牙动度、咬合及患者的依从性 ·如果没有咬合干扰,任其自然排齐 ·其他情况拔除 术后医嘱	1周、6~8周、1年	如果乳牙牙根完全形成,应考虑拔除,避免对继承恒牙的发育造成损害
牙挫入	见16章	治疗方案: ·自然萌出(将需要6~12个月) ·迅速转诊至儿童牙科 术后医嘱	1周、6~8周、6个月、1年、6年	应尽可能减小对继承恒牙造成损害的风险
牙侧方移位	见17章	治疗方案: ·在无咬合干扰的情况下自然复位(将在六个月内发生) ·存在轻微的咬合干扰时,对患牙复位,并用夹板固定4周 ·对移位严重或有误食/误吸风险的牙齿进行拔牙 术后医嘱	1周、4周(夹板拆除)、8周、6个月、1年	如果乳牙牙冠唇向移位,牙根则会向继承恒牙腭侧移位
牙全脱出	见19章	勿再植乳牙 ·如果有乳牙未被发现,应行口腔X线影像检查,排除软组织内是否有乳牙完全挫入或移位 术后医嘱	6~8周、6岁	再植会增加继承恒牙的损害风险

(张齐梅,郑成燊　译)

参考文献－REFERENCES

Chapter 1

Glendor, U. (2009). Aetiology and risk factors related to traumatic dental injuries - a review of the literature. *Dental Traumatology*. 25 (1): 19–31.

Chapter 2

Benson, B.W., Mohatadi, N.G., Rose, M.S., and Meeuwisse, W. H. (1999). Head and neck injuries among ice hockey players wearing full face shields vs half face shields. *Journal of the American Medical Association*. 282: 2328–2332.

Fernandes, L. M., Neto, J. C. L., Lima, T. F. R. et al. (2019). The use of mouthguards and prevalence of dento-alveolar trauma among athletes: a systematic review and meta-analysis. *Dental Traumatology*. 35 (1): 54–72.

Johnston, T. and Messer, L. B. (1996). An in vitro study of the efficacy of mouthguard protection for dentoalveolar injuries in deciduous and mixed dentitions. *Endodontics & Dental Traumatology*. 12: 277–285.

Kelly, P., Sanson, T., Strange, G., and Orsay, E. (1991). A prospective study of the impact of helmet usage on motorcycle trauma. *Annals of Emergency Medicine*. 20: 852–856.

Reath, D. B., Kirby, J., Lynch, M., and Maull, K. I. (1989). Patterns of maxillofacial injuries in restrained and unrestrained motor vehicle crash victims. *The Journal of Trauma*. 29: 806–809.

Chapter 3

Chauhan, R., Rasaratnam, L., Alani, A., and Djemal, S. (2016). Adult dental trauma: what should the dental practitioner know? *Primary Dental Journal*. 5 (3): 70–81.

Djemal, S. and Singh, P. (2016). Smartphones and dental trauma: the current availability of apps for managing traumatic dental injuries. *Dental Traumatology*. 32 (1): 52–57.

Chapter 4

Bastos, J.V., Goulart, E.M., and de Souza Côrtes, M.I. (2014). Pulpal response to sensibility tests after traumatic dental injuries in permanent teeth. *Dental Traumatology*. 30 (3): 188–192.

Bourguignon, C., Cohenca, N., Lauridsen, E. et al. (2020).International association of dental traumatology guidelines for the management of traumatic dental injuries: 1. Fractures and luxations. *Dental Traumatology*. https://doi.org/10.1111/ edt.12578. Advance online publication.

Chapter 5

Andreasen, F. M., Vestergaard, B., and Pedersen, B. (1985). Prognosis of luxated permanent teeth － the development of pulp necrosis. *Endodontics &*

Dental Traumatology. 1 (5): 207-220.

Chapter 6

Andreasen, J.O. (1970). Etiology and pathogenesis of traumatic dental injuries. A clinical study of 1,298 cases. *Scandinavian Journal of Dental Research.* 78 (7): 329-342.

Andreasen, F. M., Vestergaard, B., and Pedersen, B. (1985). Prognosis of luxated permanent teeth - the development of pulp necrosis. *Endodontics & Dental Traumatology.* 1 (5): 207-220.

Andreasen, F.M., Noren, J.G., Andreasen, J.O. et al. (1995). Long - term survival of crown fragment bonding in the treatment of crown fractures. A multi-center clinical study of fragment retention. *Quintessence International.* 26 (4): 669-681.

Gutz, D.P. (1971). Fractured permanent incisors in a clinic population. *ASDC Journal of Dentistry for Children.* 38 (2): 94-121.

Lauridsen, E., Hermann, N. V., Gerds, T. A. et al. (2012). Combination injuries 3. The risk of pulp necrosis in permanent teeth extrusion or lateral luxation and concomitant crown fractures without pulp exposure. *Dental Traumatology.* 28 (2): 379-385.

Rauschenberger, C. R. and Hovland, E. J. (1995). Clinical management of crown fractures. *Dental Clinics of North America.* 39 (8): 25-51.

Ravn, J.J. (1981). Follow-up study of permanent incisors with enamel cracks as a result of an acute trauma. *Scandinavian Journal of Dental Research.* 89: 117-123.

Robertson, A. (1998). A retrospective evaluation of patients with uncomplicated crown fractures and luxation injuries. *Endodontics & Dental Traumatology.* 14 (6): 245-256.

Stalhane, I. and Hedegard, B. (1975). Traumatized permanent teeth in children aged 7-15 years. Part II. *Swedish Dental Journal.* 68 (1): 157-169.

Chapter 7

Andreasen, J.O. (1970). Etiology and pathogenesis of traumatic dental injuries. A clinical study of 1,298 cases. *Scandinavian Journal of Dental Research.* 78 (7): 329-342.

Andreasen, F. M., Vestergaard, B., and Pedersen, B. (1985). Prognosis of luxated permanent teeth - the development of pulp necrosis. *Endodontics & Dental Traumatology.* 1 (5): 207-220.

Andreasen, F.M., Noren, J.G., Andreasen, J.O. et al. (1995). Long - term survival of crown fragment bonding in the treatment of crown fractures. A multi-center clinical study of fragment retention. *Quintessence International.* 26 (4): 669-681.

Gutz, D.P. (1971). Fractured permanent incisors in a clinic population. *ASDC Journal of Dentistry for Children.* 38 (2): 94-121.

Hedegard, B. (1975). Traumatized permanent teeth in children aged 7-15 years. Part II. *Swedish Dental Journal.* 68 (8): 157-169.

Lauridsen, E., Hermann, N. V., Gerds, T. A. et al. (2012). Combination injuries 3. The risk of pulp necrosis in permanent teeth extrusion or lateral luxation and concomitant crown fractures without pulp exposure. *Dental Traumatology.* 28 (2): 379-385.

Rauschenberger, C. R. and Hovland, E. J. (1995). Clinical management of crown fractures. *Dental Clinics of North America.* 39 (8): 25-51.

Robertson, A. (1998). A retrospective evaluation of patients with uncomplicated crown fractures and luxation injuries. *Endodontics & Dental Trauma-*

tology. 14（6）: 245–256.

Stalhane Olsburgh, S., Jacoby, T., and Krejci, I. （2002）. Crown fractures in the permanent dentition: pulpal and restorative considerations. *Dental Traumatology*. 18（6）: 103–115.

Chapter 8

Andreasen, J.O. （1970）. Etiology and pathogenesis of traumatic dental injuries. A clinical study of 1,298 cases. *Scandinavian Journal of Dental Research*. 78（7）: 329–342.

Andreasen, J.O. and Andreasen, F.M. （eds.）（1993）. Crown fractures. In: *Textbook and Color Atlas of Traumatic Injuries to the Teeth*, 3e, 280–304. Copenhagen: Blackwell Munksgaard.

Bakland, L.K. （2009）. Revisiting traumatic pulpal exposure: materials, management principles and techniques. *Dental Clinics of North America*. 13（4）: 661–673.

Bakland, L.K. and Andreasen, J.O. （2002）. Will mineral trioxide aggregate replace calcium hydroxide in treating pulpal and periodontal healing complications subsequent to dental trauma. A review. *Dental Traumatology*. 16（1）: 25–32.

Cvek, M. （1993）. Partial pulpotomy in crown‐fractures incisors – results 3 to 15 years after treatment. *Acta Stomatologica Croatica*. 27（5）: 167–173.

Gutz, D.P. （1971）. Fractured permanent incisors in a clinic population. *ASDC Journal of Dentistry for Children*. 38（2）: 94–121.

Olsburgh, S., Jacoby, T., and Krejci, I. （2002）. Crown fractures in the permanent dentition: pulpal and restorative considerations. *Dental Traumatology*. 12（3）: 103–115.

Stalhane Olsburgh, S., Jacoby, T., and Krejci, I. （2002）. Crown fractures in the permanent dentition: pulpal and restorative considerations. *Dental Traumatology*. 18（6）: 103–115.

Chapter 9

Castro, J.C., Poi, W.R., Manfrin, T.M., and Zina, L.G. （2005）.Analysis of the crown fractures and crown-root fractures due to dental trauma assisted by the integrated clinic from 1992 to 2002. *Dental Traumatology*. 21（3）: 121–126.

de Castro, M. A., Poi, W. R., de Castro, J. C. et al. （2010）. Crown and crown-root fractures: an evaluation of the treatment plans for management proposed by 154 specialists in restorative dentistry. *Dental Traumatology*. 26（3）: 236–242.

Elkhadem, A., Mickan, S., and Richards, D. （2014）. Adverse events of surgical extrusion in treatment for crown‐root and cervical root fractures: a systematic review of case series/reports. *Dental Traumatology*. 30（1）: 1–14.

Chapter 10

Castro, J.C., Poi, W.R., Manfrin, T.M., and Zina, L.G. （2005）.Analysis of the crown fractures and crown-root fractures due to dental trauma assisted by the integrated clinic from 1992 to 2002. *Dental Traumatology*. 21（3）: 121–126.

de Castro, M. A., Poi, W. R., de Castro, J. C. et al. （2010）. Crown and crown-root fractures: an evaluation of the treatment plans for management proposed by 154 specialists in restorative dentistry. *Dental Traumatology*. 26（3）: 236–242.

Elkhadem, A., Mickan, S., and Richards, D. （2014）. Adverse events of surgical extrusion in treatment for crown‐root and cervical root fractures: a systematic review of case series/reports. *Dental Trau-*

matology. 30（1）: 1-14.

Chapter 11

Andreasen, J. O., Andreasen, F. M., Mejàre, I., and Cvek, M.（2004）. Healing of 400 intra - alveolar root fractures. 1. Effect of pre－injury and injury factors such as sex, age, stage of root development, fracture type, location of fracture and severity of dislocation. *Dental Traumatology.* 20（4）: 192-202.

Andreasen, J. O., Ahrensburg, S. S., and Tsilingaridis, G.（2012）. Root fractures: the influence of type of healing and location of fracture on tooth survival rates-an analysis of 492 cases. *Dental Traumatology.* 28（5）: 404-409.

Cvek, M., Tsilingaridis, G., and Andreasen, J. O. （2008）. Survival of 534 incisors after intra-alveolar root fracture inpatients aged 7-17 years. *Dental Traumatology.* 24（4）: 379-387.

Majorana, A., Pasini, S., Bardellini, E., and Keller, E. （2002）.Clinical and epidemiological study of traumatic root fractures. *Dental Traumatology.* 18（2）: 77-80.

Chapter 12

Andreasen, J.O. and Lauridsen, E.（2015）. Alveolar process fractures in the permanent dentition. Part 1. Etiology and clinical characteristics. A retrospective analysis of 299 cases involving 815 teeth. *Dental Traumatology.*（6）: 442-447.

Andreasen, J.O., Ahrensburg, S.S., Hillerup, S. et al. （2011）. Alveolar fractures in the permanent dentition. Part 3. A clinical prospective study of 83 cases involving 197 teeth. Effect of treatment factors upon healing complications. *Dental Traumatology.* （27）: 698-672.

Lauridsen, E., Gerds, T., and Andreasen, J. O. （2016）. Alveolar process fractures in the permanent dentition. Part 2. The risk of healing complications in teeth involved in an alveolar process fracture. *Dental Traumatology.* 32: 128-139.

Chapter 13

Borum, M.K. and Andreasen, J.O.（2001）. Therapeutic and economic implications of traumatic dental injuries in Denmark: an estimate based on 7549 patients treated at a major trauma centre. *International Journal of Paediatric Dentistry.* 11（4）: 249-258.

Hermann, N.V., Lauridsen, E., Ahrensburg, S.S. et al. （2012）. Periodontal healing complications following concussion and subluxation injuries in the permanent dentition: a longitudinal cohort study. *Dental Traumatology.* 28（5）: 386-393.

Lauridsen, E., Hermann, N. V., Gerds, T. A. et al. （2012）. Combination injuries 2. The risk of pulp necrosis in permanent teeth with subluxation injuries and concomitant crown fractures. *Dental Traumatology.* 28（5）: 371-378.

Chapter 14

Borum, M.K. and Andreasen, J.O.（2001）. Therapeutic and economic implications of traumatic dental injuries in Denmark: an estimate based on 7549 patients treated at a major trauma centre. *International Journal of Paediatric Dentistry.* 11（4）: 249-258.

Hermann, N.V., Lauridsen, E., Ahrensburg, S.S. et al. （2012）. Periodontal healing complications following concussion and subluxation injuries in the permanent dentition: a longitudinal cohort study. *Dental Traumatology.* 28（5）: 386-393.

Lauridsen, E., Hermann, N. V., Gerds, T. A. et al. (2012). Combination injuries 2. The risk of pulp necrosis in permanent teeth with subluxation injuries and concomitant crown fractures. *Dental Traumatology*. 28 (5): 371–378.

■ Chapter 15

Borum, M.K. and Andreasen, J.O. (2001). Therapeutic and economic implications of traumatic dental injuries in Denmark: an estimate based on 7549 patients treated at a major trauma centre. *International Journal of Paediatric Dentistry*. 11 (4): 249–258.

Hermann, N.V., Lauridsen, E., Ahrensburg, S.S. et al. (2012). Periodontal healing complications following concussion and subluxation injuries in the permanent dentition: a longitudinal cohort study. *Dental Traumatology*. 28 (5): 386–393.

Lauridsen, E., Hermann, N. V., Gerds, T. A. et al. (2012). Combination injuries 2. The risk of pulp necrosis in permanent teeth with subluxation injuries and concomitant crown fractures. *Dental Traumatology*. 28 (5): 371–378.

■ Chapter 16

Andreasen, J.O., Bakland, L.K., Matras, R.C., and Andreasen, F.M.(2006a). Traumatic intrusion of permanent teeth. Part 1. An epidemiological study of 216 intruded permanent teeth. *Dental Traumatology*. 22 (2): 83–92.

Andreasen, J.O., Bakland, L.K., and Andreasen, F.M. (2006b). Traumatic intrusion of permanent teeth. Part 2. A clinical study of the effect of preinjury and injury factors, such as sex, age, stage of root development, tooth location, and extent of injury including number of intruded teeth on 140 intrud-

ed permanent teeth. *Dental Traumatology*. 22 (2): 90–98.

Wigen, T.I., Agnalt, R., and Jacobsen, I. (2008). Intrusive luxation of permanent incisors in Norwegians aged 6–17 years: a retrospective study of treatment and outcome. *Dental Traumatology*. 24 (6): 612–618.

■ Chapter 17

Bastos, J.V., Goulart, E.M., and de Souza Côrtes, M.I. (2014). Pulpal response to sensibility tests after traumatic dental injuries in permanent teeth. *Dental Traumatology*. 30 (3): 188–192.

Borum, M.K. and Andreasen, J.O. (2001). Therapeutic and economic implications of traumatic dental injuries in Denmark: an estimate based on 7549 patients treated at a major trauma centre. *International Journal of Paediatric Dentistry*. 11 (4): 249–258.

Lauridsen, E., Hermann, N. V., Gerds, T. A. et al. (2012a). Combination injuries 1. The risk of pulp necrosis in permanent teeth with concussion injuries and concomitant crown fractures. *Dental Traumatology*. 28 (5): 364–370.

Lauridsen, E., Hermann, N. V., Gerds, T. A. et al. (2012b). Combination injuries 2. The risk of pulp necrosis in permanent teeth with subluxation injuries and concomitant crown fractures. *Dental Traumatology*. 28 (5): 371–378.

Lauridsen, E., Hermann, N. V., Gerds, T. A. et al. (2012c). Combination injuries 3. The risk of pulp necrosis in permanent teeth with extrusion or lateral luxation and concomitant crown fractures without pulp exposure. *Dental Traumatology*. 28 (5): 379–385.

Chapter 19

Andersson, L., Andreasen, J.O., Day, P. et al. (2017). Guidelines for the management of traumatic dental injuries: 2. Avulsion of permanent teeth. *Pediatric Dentistry*. 15 (6): 412–419.

De Brier, N., Dorien, O., Borra, V. et al. (2020). Storage of an avulsed tooth prior to replantation: a systematic review and meta-analysis. *Dental Traumatology* https://doi. org / 10.1111/ edt. 12564. Advance online publication.

Fouad, A. F., Abbott, P. V., Tsilingaridis, G. et al. (2020).International association of dental traumatology guidelines for the management of traumatic dental injuries: 2. Avulsion of permanent teeth. *Dental Traumatology* https://doi. org / 10.1111/ edt.12573. Advance online publication.

Pohl, Y., Filippi, A., and Kirschner, H. (2005a). Results after replantation of avulsed permanent teeth. Ⅰ. Endodontic considerations. *Dental Traumatology*. 21 (2): 80–92.

Pohl, Y., Filippi, A., and Kirschner, H. (2005b). Results after replantation of avulsed permanent teeth. Ⅱ. Periodontal healing and the role of physiologic storage and antiresorptive-regenerative therapy. *Dental Traumatology*. 21 (2): 93–101.

Pohl, Y., Wahl, G., Filippi, A., and Kirschner, H. (2005c). Results after replantation of avulsed permanent teeth. Ⅲ. Tooth loss and survival analysis. *Dental Traumatology*. 21 (2): 102–110.

Chapter 20

Borssén, E., Källestål, C., and Holm, A. K. (2002). Treatment time of traumatic dental injuries in a cohort of 16-year-olds in northern Sweden. *Acta Odontologica Scandinavica*. 60 (5): 265–270.

Borum, M.K. and Andreasen, J.O. (2001). Therapeutic and economic implications of traumatic dental injuries in Denmark: an estimate based on 7549 patients treated at a major trauma centre. *International Journal of Paediatric Dentistry*. 11 (4): 249–258.

Wong, F. S. and Kolokotsa, K. (2004). The cost of treating children and adolescents with injuries to their permanent incisors at a dental hospital in the United Kingdom. *Dental Traumatology*. 20 (6): 327–332.

Chapter 21

Bourguignon, C., Cohenca, N., Lauridsen, E. et al. (2020).International association of dental traumatology guidelines for the management of traumatic dental injuries: 1. Fractures and luxations. *Dental Traumatology* https://doi.org/10.1111/ edt.12578. Advance online publication.

Levin, L., Day, P., Hicks, L. et al. (2020). International association of dental traumatology guidelines for the management of traumatic dental injuries: general introduction. *Dental Traumatology* https://doi.org/10.1111/edt.12574. Advance online publication.

Chapter 22

Mandel, U. and Viidik, A. (1989). Effect of splinting on the mechanical and histological properties of the healing periodontal ligament in the vervet monkey (Cercopithecus aethiops). *Archives of Oral Biology*. 34 (3): 209–217.

Chapter 23

Chen, E. and Abbott, P.V. (2011). Evaluation of accuracy, reliability, and repeatability of five dental pulp tests. *Journal of Endodontia.* 37（12）: 1619–1623.

Chapter 24

McCabe, P.S. and Dummer, P.M.（2012）. Pulp canal obliteration: an endodontic diagnosis and treatment challenge. *International Endodontic Journal.* 45（2）: 177–197.

Chapter 25

Krastl, G., Allgayer, N., Lenherr, P. et al.（2013）. Tooth discoloration induced by endodontic materials: a literature review. *Dental Traumatology.* 29: 2–72.

Malmgren, B. and Hübel, S.（2012）. Transient discoloration of the coronal fragment inintra - alveolar root fractures. *Dental Traumatology* 28: 200–243.

Setien, V.J., Roshan, S., and Nelson, P.W.（2008）. Clinical management of discolored teeth. *General Dentistry.*（56）: 294–300.

Sulieman, M.A.（2008）. An overview of tooth-bleaching techniques: chemistry, safety and efficacy. *Periodontology.* 2000（48）: 148–169.

Chapter 26

Gaitonde, P. and Bishop, K.（2007）. Apexification with mineral trioxide aggregate: an overview of the material and technique. *The European Journal of Prosthodontics and Restorative Dentistry.* 15（1）: 41–45.

Chapter 27

Anderson, L., Blomlöf, L., Lindskog, S. et al.（1984）. Tooth ankylosis. Clinical, radiographic and histological assessments. *International Journal of Oral Surgery.* 13: 423–431.

Andreasen, J.O. and Andreasen, F.M.（1992）. Root resorption following traumatic dental injuries. *Proceedings of the Finnish Dental Society.* 88（Suppl 1）: 95–114.

Cohenca, N. and Stabholz, A.（2007）. Decoronation - a conservative method to treat ankylosed teeth for preservation of alveolar ridge prior to permanent prosthetic reconstruction: literature review and case presentation. *Dental Traumatology.* 23: 87–94.

Chapter 28

Heithersay, G.S.（1999）. Invasive cervical resorption following trauma. *Australian Endodontic Journal.* 25（2）: 79–85.

Chapter 30

Alani, A., Austin, R., and Djemal, S.（2012）. Contemporary management of tooth replacement in the traumatized dentition. *Dental Traumatology.* 28（3）: 183–192.

King, P.A., Foster, L.V., Y ates, R.J. et al.（2015）. Survival characteristics of 771 resin - retained bridges provided at a UK dental teaching hospital. *British Dental Journal.* 218（7）: 423–428.

Romanos, G.E., Delgado-Ruiz, R., and Sculean, A.（2019）. Concepts for prevention of complications in implant therapy. *Periodontology.* 81（1）: 7–17.

Chapter 31

Akhlef, Y., Schwartz, O., Andreasen, J.O., and Jensen, S.S.（2018）. Autotransplantation of teeth to the anterior maxilla: a systematic review of survival and success, aesthetic presentation and patient-reported outcome. *Dental Traumatology.* 34: 20–27.

Kafourou, V., Tong, H.J., Day, P. et al. (2017). Outcomes and prognostic factors that influence the success of tooth autotransplantation in children and adolescents. *Dental Traumatology*. 33: 393 – 399.

Rohof, E.C.M., Kerdijk, W., Jansma, J. et al. (2018). Autotransplantation of teeth with incomplete root formation: a systematic review and meta-analysis.

Clinical Oral Investigations. 22: 1613–1624.

━━ Chapter 32

Glendor, U. (2009). Aetiology and risk factors related to traumatic dental injuries—a review of the literature. *Dental Traumatology*. 25 (1): 19–31.